பிற உயிர்களின் சுய மருத்துவம்

அக்கு ஹீலர் தா. சக்தி பகதூர்

எதிர்
வெளியீடு

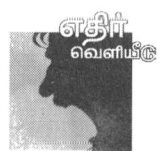

பிற உயிரினங்களின் சுய மருத்துவம்
அக்கு ஹீலர் தா. சக்தி பகதூர்
முதல் பதிப்பு: டிசம்பர் 2018
இரண்டாம் பதிப்பு: செப்டம்பர் 2023
எதிர் வெளியீடு,
96, நியூ ஸ்கீம் ரோடு, பொள்ளாச்சி - 642 002
தொலைபேசி: 04259 - 226012, 99425 11302

விலை: ரூ. 120

Pira Uyirinankalin Suya Maruthuvam
Acu Healer D. Sakthi Bahadur

Copyright © D. Sakthi Bahadur

First Edition: December 2018
Second Edition: September 2023

Published by
Ethir Veliyeedu, 96, New Scheme Road, Pollachi - 642 002
email: ethirveliyedu@gmail.com
www.ethirveliyeedu.com

ISBN : 978-93-87333-52-9
Cover Design: Santhosh Narayanan
Printed at Jothy Enterprises, Chennai.

All rights reserved. No part of this book may be reprinted or reproduced or utilised in any form or by any electronic, mechanical or other means, now known or hereafter invented, including photocopying and recording, or in any information storage or retrieval system, without permission in writing from the Publisher.

சமர்ப்பணம்

குழந்தைப் பருவம் முதலாய் சக உயிர்களையும், இயறகையையும நேசிக்க எனக்குக் கற்றுத்தந்த காலஞ்சென்ற எனது தந்தையார் மா. தான் பகதூர் அவர்களுக்கு.

அணிந்துரை

மருந்தென வேண்டாவாம் விலங்கிற்கு

வணிக சந்தையைப் பின்னொற்றிச் செல்லும் மனிதனின் இன்றைய வாழ்க்கை முறை, அவனை மிக விரைவாக இயற்கையினின்று விலக்கி வைத்துக் கொண்டிருக்கிறது. மேலும் நுட்ப அறிவை அவனுள் திணித்துக் கொண்டிருக்கும் அதே நேரத்தில் அவனது நுண்ணுணர்வுகளை நாளுக்கு நாள் மரத்துப் போகச் செய்கிறது. தன்னுணர்வை இழந்த மனிதன் தன்னைச் சார்ந்துள்ள பிற உயிர்களைப் பற்றிய எண்ணத்தைக் கிட்டத்தட்ட முற்றாகக் கைவிட்டுக் கொண்டிருக்கிறான்.

அதைத்தான் சக்தி பகதூரின் இந்நூல் தன் அனுபவத்தின் வாயிலாக நமக்கு உணர்த்த முற்படுகிறது. மெல்லிய எள்ளலும் துள்ளலுமான மொழியில் நம்மிடம் நேரடியாக உரையாடுவது போலவே இருக்கிறது. அவருடைய மொழிதலில் கணமும் இல்லை. அழுத்தமும் இல்லை. ஆனாலும் தெள்ளியதென்று சுவைத்துப் பார்த்த கடல் நீர் நீண்ட நேரத்திற்கு நம்மில் நின்று கரிப்பு காட்டுவதைப் போல இந்நூலின் சாரமான கருத்துகள் நம்முள் நிலைத்து, நம் வாழ்க்கை குறித்த பார்வையை மறுசிந்தனைக்கு உள்ளாக்குகிறது. நாம் காணத் தவறுகிற பல்வேறு அம்சங்களை நினைவூட்டுகிறது. இதுவரை நாம் கொண்டிருந்த பார்வைக்குப் புதிய நிறம் ஏற்றுகிறது.

பிற உயிர்கள் அனைத்தும் இயற்கையுடன் இயைந்து நோய்க்கு ஆட்படாமல் வாழ்ந்துகொண்டிருக்க மனிதர்களாகிய நாம் மட்டும் மருந்துகளையும், மருத்துவத்தையும் உணவைப் போல அன்றாட வாழ்வின் ஒரு பகுதியாக ஆக்கிக்கொண்டிருக்கிறோம். மிக முக்கியமான அப்பண்பை மறைமுகமாக கேள்விக்கு உட்படுத்துகிறார் தோழர் சக்தி பகதூர்.

தான் கற்ற தொடுமருத்துவ (அக்கு பங்சர்) உடலியல் தத்துவத்தை தன்னைச் சார்ந்திருந்த அல்லது தான் சார்ந்திருந்த விலங்கு, பறவை, பல்லியினங்களின் இயல்புடன் பொருத்திப் பார்க்கிறார்.

மனித உடலுக்குத் தயாரிப்பதாகச் சொல்லப்படும் மருந்துகளின் விளைவுகளை ஆராய்ந்து பார்ப்பதற்காக குரங்கு, நாய், போன்ற உயிரினங்களுடலில் அவற்றைச்செலுத்தி ஈவு இரக்கமின்றி தொல்லைக்குள்ளாக்கும் செய்தி பரவலாக அறியப்பட்டதுதான். 'சோதனை எலி' என்ற சொற்றொடர் நாம் யாரும் பயன்படுத்தாதல்ல. இங்கே சக்தி தன் தத்துவத்தை, தான் காண நேர்ந்த விலங்குகளின் இயல்பான உடலியல் மாற்றங்களின் மீது உரசிப் பார்க்கிறார்.

விபத்தில் தன் குட்டியின் உயிரிழப்பு, தாய்க்கழுதையை எவ்வளவு கடுமையான பாதிப்பிற்கு உள்ளாக்கியது என்பதை உளவியல் கோணத்தில் அலசிப் பார்க்கிறார். அத்தாய்க் கழுதை தன் மன அழுத்தத்தை எவ்வாறு கழிவாக நீக்கியது என்பதுதான் சக்தி இங்கு சொல்ல வரும் செய்தி.

ஆனால் அந்தப் பகுதியில் நாம் அத்துடன் நின்று விடுவதில்லை. கடனே என்று பிள்ளை வளர்ப்பில் ஈடுபடும் நமது பொறுப்புணர்வையும், பாச உணர்வையும் கேள்விக்கு உள்ளாக்கிக் கொள்கிறோம்.

"நமது கிராமங்களில் இருந்து, பாசத்துடன் கறந்து, பசுக்களே பாசத்துடன் பாக்கெட்டில் அடைத்து, பசுக்களே நமக்கு அனுப்பி வைக்கும் ஆரோக்கியமான பால்" குறித்து இன்று பரவலான விவாதங்கள் நடந்து கொண்டிருக்கின்றன. பலர் 'சர்க்கரையில்லாத டீ' க்கு மாறியதைப் போலவே பாலில்லாத 'கட்டன் சாய்'க்கு மாறிக் கொண்டிருப்பது டீக்கடை யதார்த்தமாகிக் கொண்டிருக்கிற இந்நாளில், சக்தி பால் குறித்த

தன் கண்ணோட்டத்தை மிக அழுத்தமாக வேறொரு கோணத்தில் வெளிப்படுத்துகிறார்.

பதினோரு லிட்டர் கறக்கும் என்ற வியாபார புத்தியுடன்தான் அந்த மாட்டைச் சந்தையிலிருந்து பிடித்து வருகிறார். இவர் வீட்டுக்கு வந்த அந்தப் பசுவுக்கு சக்தியின் காதல் மனைவி கௌசர் பானு (இஸ்லாமியர்), ஜான்சி என்று பெயர் வைக்கிறார். சக்தியின் மகள் ஷர்மி ஜான்சியின் கன்றிற்கு ஷாலினி என்று பெயர் வைக்கிறாள். வட்ட வழங்கல் துறையின் ரேசன் அட்டையில் ஜான்சி, ஷாலினி என்று பெயர்களைச் சேர்க்காத ஒரு குறையைத் தவிர்த்து மற்றபடி பசுவும் கன்றும் குடும்பத்துள் "நால்வரும்" ஆகிவிட்டன. பசு அரசியல் மேலோங்கி வரும் சூழலில், எதார்த்த வாழ்வில் ஓர் இஸ்லாமியப் பெண்மணி பசுவை எப்படி அணுகுகிறார் என்பது கவனிக்க வேண்டிய அம்சம்.

ஜான்சியைத் தன் பிள்ளைளைப் போல நேசிக்கும் கௌசர் பானுவிற்கும் மட்டுமல்ல, இயற்கை சார்ந்த பின்னணியில் இருந்து வந்த நம்மில் பெரும்பாலானவர்களுக்கும் பசு புனிதமல்ல. அது நம் நேசிப்பிற்கு உரிய சக உயிர்.

பசுவை மட்டுமல்ல அனைத்து உயிர்களையுமே அப்படித்தானே பார்த்து வந்தோம். பிற உயிர்களை நேசிக்காதவர்தாம் பசுவைப் புனிதம் என்று தூரத்தில் ஒதுக்கி வைத்துவிட்டு அதன் கொழுப்பான நெய்யையும், உதிரமான பாலையும் தங்கள் உணவின் முக்கியப் பகுதியாக வைத்திருக்கிறார்கள். இந்த வரலாற்று அரசியலைத் தான் எழுதிக் கொண்டிருந்தால் நூலின் முதன்மை நோக்கம் சிதைந்து போகும் என்று சக்திபகதூர் தன்னைக் கட்டுப்படுத்திக் கொள்கிறார்.

ஆனால் ஜான்சி மீது அவர் குடும்பம் காட்டும் (இரக்கத்தை அல்ல) இயல்பான பாசவுணர்வை தற்கால அரசியலுடன் பொருத்திப் பார்க்காமல் இருக்க முடியுமா நம்மால்..?

பண்ணைப் பசுவான ஜான்சி, அதற்கு முற்றிலும் புதியதான வீட்டுச் சூழலுக்குள் வந்ததும் தன்னைத் தகவமைக்கும் முயற்சியில் நோய்க்குள்ளாகிறது. அந்நோய் கால்நடை மருத்துவரின் ஞானத்திற்கு அப்பாற்பட்ட நோயாக இருக்கிறது. "சீக்கிரமாகவே இறந்துவிடும்" என்று ஜோதிடம் சொல்கிறார் மருத்துவர்.

"பசு இறந்தால் வீட்டுக்கு ஆகாது வந்த விலைக்குத் தள்ளிவிடு" என்கிறார்கள் அக்கம்பக்கத்தினர். தம் குடும்பத்துக்குள் ஐக்கியமாகிவிட்ட அந்த இரு உயிர்களையும் கைவிடவில்லை சக்தி குடும்பத்தினர். கன்று ஷாலினிக்கு புட்டிப்பாலையும், தாய் ஜான்சிக்கு கீரையையும், கேரட் ஜூஸையும் புகட்டுகிறார்கள். இருபது நாளில் தேறுகிறாள் ஜான்சி. இருபத்தைந்தாம் நாளில் ஷாலினிக்கு தன் மடிப்பால் தருகிறாள். முப்பதாம் நாள் பதினோரு லிட்டர் கறந்தளிக்கிறாள்.

இது சக்தியின் வீட்டு வரலாறு. தான் கற்ற கல்வியின் வாயிலாக அந்த வரலாற்றைத் திரும்பி பார்க்கிறார். பசுவின் நோயும் ஒரு கழிவு நீக்கம், அது வழங்கும் பாலும் ஒரு கழிவு நீக்கம் என்கிறார். கன்றின் தேவைக்கு மிகுதியாகக் கறக்கும் பால் கழிவுதான் என்கிற பார்வை முற்றிலும் புதியது நமக்கு.

இன்னும் ஒருபடி மேலே சென்று காளையின் ஆண்மை வீரியத்தைத் தடுக்கக் காயடிக்கும் செயலை மிருகவதை என்று கண்டிக்கிறார். விலங்கு ஆர்வலர்கூட எழுப்பாத புதிய குரல் இது.

நம் வாழ்க்கை நிலம் சார்ந்ததாக இருந்த வரையில், நமது கலாசாரம் வேளாண்மையாக (Agriculture) இருந்த வரையில் நாட்டு உயிர்கள் அனைத்திற்கும் மனித சமூகம் பொறுப்பேற்றுக் கொண்டிருந்தது.

ஒன்றின் உற்பத்தித் திறனைக்கொண்டு எதையும் அளவிடப் பழகிக்கொண்ட நவீன உலகில், நேரடியாக பொருள் ஈட்டாத அனைத்து உயிர்களும் கைவிடப்பட்டவையாகி விட்டன. இதில் மனிதனும் விலக்கில்லை. விவசாயம் சார்ந்த சமூகத்தில் நடக்க இயலாத மனிதர் 'முடவன்' என்று ஏளனம் செய்யப்பட்டாலும் அவருக்கென்று ஒரு வேலை அளிக்கப்பட்டது. "மொண்டிக்கு முந்நூறு குறும்பு" என்று அங்கீகரிக்கப்பட்டதாக இருந்தது.

அவரைச் சமூகம் தன்னில் சாதாரணமாகவே ஏற்றுக் கொண்டிருந்தது. உடல் வலிமை உடையவர்கள் எல்லோரும் காடு, கழனிக்குப் போய்விட, எந்தக் குடும்பத்தைச் சேர்ந்தவராக இருந்தாலும் தெருப்பிள்ளைகளை, ஊர்ப்பிள்ளைகளைப் பார்த்துக்கொள்ள வேண்டியது காடு கழனிக்குச் செல்ல முடியாத உடலால் இயலாதவர்களின் பொறுப்பாக இருந்தது. பகலில்

ஊரே அவரது கண்காணிப்பில் இருந்தது. அப்படிப்பட்டவர்கள் அனாதைகளாக இருந்தாலும் இரண்டுவேளைக் கஞ்சிக்கேனும் உத்திரவாதம் இருந்தது.

அறிவு வளர்ச்சி குன்றியோர் ஊர்க்காலி மாடுகளை மேய்ப்பவர்களாக இருந்தனர். அவர்களுக்கு ஊர்த்திருவிழா, பொங்கல் பண்டிகைக் காலங்களில் பொதுவில் இருந்து புதுத்துணிமணி வழங்கப்பட்டது. அறுவடைக் காலங்களில் அவர்களுக்கான வருடாந்திரக் கூலி அளிக்கப்பட்டது. அவர்கள் தங்குவதற்கென்று சமூகப் பொதுமடங்கள் இருந்தன.

ஆலைத் தொழிலுற்பத்தியே முதன்மையாக்கப்பட்டுவிட்ட இந்நாளில், அதிலும் பன்னாட்டுப் பெருநிறுவனங்களுக்கு அடிமையாய் இருப்பதே தரமான வாழ்வு என்றாகிவிட்ட இந்நாளில் மாற்றுத் திறனாளிகள் என்று பெருமையான பெயர் வழங்கப்பட்டாலும், அவர்களுக்கு இச்சமூகம் கூட்டுப் பொறுப்பு ஏற்பதில்லை. கணவான்களின் இரக்கத்தை நம்பி வாழ்பவர்களாகத் தள்ளப்பட்டு விட்டனர். ஒவ்வொரு கவளம் சோற்றிற்கும் இரந்து வாழ்ந்து கொண்டிருக்கிறார்கள்.

பொருட்களைத் தலையில் சுமந்து வந்து மலிவு விலைக்கு விற்கும் சிறு தெரு வியாபாரிகளும்கூட இச்சமூகத்தின் தயவைத் தேடித் தேடிப் பெற வேண்டியிருக்கிறது. திருடர்களை விடக் கேவலமாக காவல் ரௌடிகளின் கண்களுக்குத் தப்பித் தொழில் புரிய வேண்டியிருக்கிறது.

நம்மைப்போல கஷ்டப்படக்கூடாது என்று கடைசி பிடி மண்ணையும் விற்றுப் பிள்ளைகளைப் படிக்க வைத்த பெற்றோர் பெரும்பாலானோர் தனக்குத்தானே பேசும் நிலைக்குத் தள்ளப்பட்டுவிட்டனர். பேரன் பேத்திகளைக் காண்பது கடவுள் தரிசனத்திற்கும் மேலான ஒன்றாகிவிட்டது. புதிது புதிதாக முதியோர் இல்லங்கள் பெருகிக் கொண்டிருக்கின்றன.

நிச்சயிக்கப்பட்ட அன்றாட உற்பத்தி இலக்கை எட்டாத மனிதர்களின் கதியே இதுதான் என்றால் மனிதர்களைச் சார்ந்து வாழும் விலங்கினங்களைப் பற்றிச் சொல்லவும் கூடுமோ?

கம்பீரத்திற்கும் ஓட்டத்திற்கும் பெயர் பெற்ற குதிரைகள் மெலிந்து கால்களைக் கட்டிய முழக் கயிற்றுக்குள்ளும்,

முளைக் கம்பிற்குள்ளும் காலமெல்லாம் கற்பனைக்குள் ஓடிக் கொண்டிருக்கின்றன.

ஊருக்கு நான்காக இருந்து, சேட்டைக்காரன்களின் முன்பற்களைத் தன் பின்னங்காலால் பெயர்த்துக் கொண்டிருந்த கழுதைகள், இனி நம் பிள்ளைகளுக்கு மிருகக் காட்சி சாலைகளிலும்கூடக் காணக் கிடைக்கமாட்டா.

சுதந்திரத்திற்கும், துள்ளலுக்கும் பெயர் பெற்ற கன்றுக் குட்டிகள் வரிச்செலும்பைத் துருத்தியபடி தள்ளாடி நடக்கின்றன. வெல்வெட்டைப் போன்று மொசுமொசுவென்றிருக்க வேண்டிய அதன் தோல், இன்று மழை காணா நிலம்போல வறண்டு பெயர்ந்து கிடக்கிறது. அவற்றுக்குரிய பாலைத் தாய்ப் பசுக்களிடமிருந்து கறந்து காசாக்கிய மனிதர்கள், ஆண் கன்றுகளுக்கு ஒருநாளும் ஒரு கைப்பிடி புல் அளிப்பதில்லை. தவணைக் குட்டியானைகளே டீசல் தாகத்தில் அலைந்து கொண்டிருக்க எருதுப்புல்லுக்கு எங்கே போவது.

ஒருபுறம் ஒரே ஒரு நாய்க்கேனும் எஜமானனாக இருப்பதற்கு முப்பதாயிரம், நாற்பதாயிரம் கொடுத்து வாங்கிய தனி மனிதர்கள் மாதந்தோறும் மூவாயிரம் நான்காயிரம் பெடிக்கேருக்குச் செலவழிக்கிறார்கள். மறுபுறம் சமூகம் தெரு நாய்களுக்கு உணவளிப்பதில்லை.

விவசாயம் செழித்திருந்த காலத்தில் நாய்களுக்குப் பொதுத் தொட்டி வைக்கப்பட்டிருக்கும். அதில உணவைக கொணடுவந்து சேர்ப்பதை வேளாண் பெருங்குடி மக்கள் தம் கடமையாகச் செய்து வந்தனர். ஒருபோதும் இல்லாத அளவிற்கு உணவை வீணாக்கிக் கொண்டிருக்கும் நம் காலத்தில், உணவுப் பண்டங்கள் சாக்கடையை அடைத்துக் கொண்டிருக்க நாய்கள் ஒட்டிய வயிற்றுடன் புரொட்டீன் கடை வாசலில் தெறித்து விழும் துளிச் சதைத் துணுக்கிற்காக முடியுதிர்ந்து தவங்கிடக்கின்றன.

குட்டியீன்ற பூனையின் பசிக்குரல் ஒரு குழந்தையினுடையதைப் போன்று இரவின் நிம்மதியைப் பிடித்து உலுக்குகிறது.

வேளாண்மை செய்து வந்தவர்கள் ஆடு, மாடு, நாய், பூனை, கோழி என அனைத்து உயிர்களுக்கும் தம்மைப் பொறுப்பாக்கிக்கொண்டு, அவற்றிற்கு உணவு அளித்து

வந்ததால்தான் அவர்கள் வேளாண்பெருங்குடி என்று அழைக்கப்பட்டார்கள்.

பெருகிக்கொண்டிருக்கும் மாத ஊதியக்காரர்களின் காலத்தில் வீடானது பளபளப்பாக இருக்கிறது. ஆனால் அங்கு எந்த உயிர்களுக்கும் இடமில்லை. பெஸ்ட் கண்ட்ரோல் மருந்தடித்து தன்னை நெருங்கும் எந்த உயிரிக்கும் மரண தண்டனை வழங்கிவிடுகிறான் மனிதன். தன் வீட்டில் மட்டுமல்ல இந்த உலகத்திலேயே தன்னைத் தவிர பிற உயிர்கள் இருக்க வேண்டாம் என்று நினைக்கிறான். முற்றாக அழிந்தொழியும் உயிர்கள் காட்டு விலங்குகள் மட்டுமா...?

மனிதனைச் சார்ந்த அனைத்து உயிர்களின் கண்களிலும் ஜீவகளை மங்கி ஒளி தொலைந்து விட்டது. “கும் கும்முக் கும்முக்” என்று தவிலின் மென் மீட்டலைப்போன்ற புறாக்களின் குரலைக் கேட்ட இறுதித் தலைமுறை நாம் என்ற குற்றவுணர்ச்சி கிஞ்சிற்றும் கிடையாது நமக்கு.

எத்தனையோ உயிர்கள் இந்த மண்ணினின்று அகற்றப்பட்டு வருவதுபோல, நம் காலத்திலேயே நாய், பூனை, நாட்டுக் கோழி, எருது, எருமை போன்ற உயிரினங்கள் முற்றாக அழிக்கப்பட்டு விடுமோ என்ற அச்சம் மேலோங்கி வருகிறது.

சக்திபகதூரின் எழுத்துகளை வாசிக்கும்போது நம்மில் தோன்றும் இந்த அச்சம் மிக முக்கியமானது. மனித வாழ்க்கை குறித்தும், இந்த உலகம் குறித்தும் வெகு சிரத்தையுடன் முன் வைக்கப்படுகிற பல அம்சங்கள் பொருட்படுவதில்லை. அதற்காக நம்மால் பத்தோடு பதினொன்றாக வாழ்ந்துவிட்டுச் செல்லமுடியாது.

நாம் செய்து முடிக்கவேண்டிய, செய்துகொண்டிருக்கிற எத்தனையோ கடமைகளில் ஒன்றாக இத்தகைய பதிவுகளையும் செய்யவேண்டியது அவசியம்.

முப்பதாயிரம் கோடி மைல்களுக்கு அப்பால் உள்ள கிரகமான ப்ளூட்டோவிற்கு கணையை ஏவிவிட்டு அதில் என்னென்ன கூறுகள் அடங்கி இருக்கின்றன என்று ஆராயத் தெரிந்த மனிதனுக்குத் தன்னுடலைப் பற்றிய மிக எளிமையான புரிதல் இல்லை. ஏனென்றால் நம் நுண்ணுணர்வு நம்மிடம் இருந்து

பறிக்கப்பட்டுள்ளது. நம் உடலைப் பற்றி பேசும் அதிகாரம் முழுவதும் தனது மருத்துவரைச் சார்ந்தது என்கிறது ஏகபோக வணிக அதிகார வர்க்கம்.

அமீபாவில் துவங்கி யானை வரை அனைத்து உயிர்களும் கழிவை நீக்கிக் கொண்டிருக்கின்றன. கழிவு நீக்கம் முறையாகவும், முழுமையாகவும் இருந்துவிட்டால் இங்கு நோய்களுக்கு இடமில்லை என்கிறார் இந்நூலின் ஆசிரியர்.

காலங்காலமாக ஒவ்வொரு நாடும் தனக்கான மருத்துவ முறையைக் கையாண்டே வந்துள்ளன. தமிழகத்தில் சித்த மருத்துவம், இந்தியாவில் ஆயுர் வேதம், சீனாவில் ஜின் செங், அரபு நாடுகளில் யுனானி, ஜெர்மனியில் ஹோமியோபதி என, இவற்றைத்தான் நம் மக்கள் பின்பற்றி வந்துள்ளனர். ஆனால் இவையனைத்தையும் மாற்று மருத்துவம் என்ற தந்திரமான சொல்லாடல் மூலம் ஒரு பக்கமாக ஒதுக்கி வைத்துவிட்டு, வணிக அரசியல் வல்லாண்மையுடன் தன்னை முன்னிறுத்திக் கொள்கிறது ஆங்கில மருத்துவம். நவீன அறிவியல் என்ற பெயரால் ஆங்கில மருத்துவம் உடலியல் குறித்த கண்ணோட்டத்தைத் தனக்கு ஏற்பவே வடிவமைத்துக் கொண்டிருக்கிறது.

பிற மருத்துவங்கள் அனைத்தையும் ஒரு பக்கம் நிராகரித்துக் கொண்டே மறுபக்கம் ஒருங்கிணைந்த மருத்துவம் என்ற பெயரில் அனைத்து மருத்துவங்களும் தனக்குத் தெரியும், தானே செய்வேன் என்று பல்பு காட்டிக்கொண்டிருக்கிறது. கழிவு நீக்கத் தத்துவத்தை toxins eliminating என்று அது ரகசியமாக பயின்று வருகிறது என்றாலும், இந்த எளிமையான உடலியல் கூறு பற்றி மக்களிடம் பிரஸ்தாபிப்பதில்லை வணிக மருத்துவம்.

மொத்த உடலையும் எந்திரத்தில் விட்டு கலர் கலராய் பல்பு எரியவிட்டு சோதனை என்ற பெயரில் மனிதர்களை மிரட்டலுக்குள்ளாக்கும் அது, யூரின் ட்ராக் பிளாக், ஹார்ட் ஹோல், ப்ரைன் ட்யூமர் என்று புதுப் புது வார்த்தைகளை உச்சரித்துக் குழம்பிய நோயாளிகளை மேலும் மேலும் குழப்பி அடிக்கிறது. ஆனால் டாக்ஸின்ஸ் எலிமினேட்டிங் என்ற வார்த்தையைத் தவறியும் உச்சரிப்பதில்லை.

உடலின் கழிவு நீக்க இயல்பு, அனைத்து உயிர்களுக்கும் பொதுவானதுதான். அதை முழுமை செய்வதற்கு நோன்பிலும் ஓய்விலும் இருந்தால் போதுமானது. உடல் நோயை நீக்கித் தன்னைப் புதுப்பித்துக் கொள்ளும் என்கிறார். இதைத்தான் இந்தச் சிறிய நூலில் வெவ்வேறு உயிரினங்களின் இயல்பை எடுத்துக்காட்டி நமக்கு நிறுவ முயல்கிறார் ஆசிரியர்.

ஒரு கட்டத்தில் அதன் உச்சமான நிலைக்குச் சென்று பால், மாட்டின் கழிவு என்றும் நிறுவ முயல்கிறார். அந்தக் கருத்தை ஏற்றாலும் ஏற்கவில்லை என்றாலும் உடலின் கழிவு நீக்கம் என்ற நூலின் முதன்மைப் பொருள் நமக்கு ஏற்புடையதுதான்.

இயற்கையை முன்னிறுத்தி கடவுள் மறுப்பை வலியுறுத்தும் புத்தியப் புத்தியம் துவங்கி (புத்தர் கடவுள் அல்ல. புத்தியம் மதம் அல்ல. அதுவோர் வாழ்நெறி. அது மதங்களுக்கு எதிரானது என்பதாலேயே மதங்கள் தம் பட்டியலுக்கு நடுவே செறுகி வைத்துப் புத்தியத்தைக் காணாமல் அடிக்க முயல்கின்றன. அதிகார அரசியலுக்கும் அதுதான் உவப்பானது. அதிலும் இன்று மேலோங்கி வரும் இந்துத்துவா புத்தியத்தைத் தன்னில் ஓர் அங்கமாக்க முயல்கிறது) காந்தியக் கோட்பாடு ஊடாக அனைத்து பெரு மதங்களும் உண்ணாநோன்பை வலியுறுத்துகின்றன. அனைத்து நோய்களுக்கும் அதுவே சிறந்த மருந்து என்ற பொருளில் 'லங்கணம் பரம ஔஷதம்' அதாவது "பட்டினியே முழுமையான மருந்து" என்ற மூதுரை நம்மில் நீண்ட காலமாகப் புழக்கத்தில் உள்ளது.

நம் பாட்டன் வள்ளுவனும் அப்படித்தான்,

"மருந்தென வேண்டாவாம் யாக்கைக்கு அருந்தியது
அற்றது போற்றி உணின்"

என்றான். உண்ட உணவு முழுமையாகச் செரித்த பின்பு உண்கிற உடலுக்கு மருந்து தேவையில்லை என்கிறார்.

இதைத்தான் எங்கள் அக்கு பங்சர் மருத்துவமும் மிக அழுத்தமாக உரைக்கிறது. மருத்துவமனைக்குச் சென்று தம் பொருளை அழித்து, மீண்டும் நோய்களால் தொல்லையுறும் மக்களைப் பார்த்து நாங்கள் சொல்வதெல்லாம் "மக்களே நீங்கள் எம்மிடம் வந்து தொடுசிகிச்சை பெற்று மடிக்காசை அவிழ்த்து வையுங்கள்"

பிற உயிர்களின் சுய மருத்துவம் | 13

என்பதல்ல. "நோயுற்ற போதெல்லாம் உண்ணா நோன்பிருங்கள், எளிய உணவை மேற்கொள்ளுங்கள், உடலை ஓய்வில் இருத்துங்கள். உடல் தன்னைத்தானே சரி செய்துகொள்ளும்" என்பதுதான்.

இதே கருத்தைத்தான் சக்தி பகதூர் பிற உயிர்கள் குறித்த தனது நுண்ணிய அவதானிப்பின் மூலமாக வெளிப்படுத்துகிறார். இவர் நிறுவ முயலும் பின்னணி, உடலியலைக் கடந்து கூடுதலான முக்கியத்துவத்தைப் பெறுகிறது.

பிற உயிர்களைப் பற்றிப் பேசிக்கொண்டுபோகிற அதே வேளையில் இந்நிலப் பந்தின் வரலாற்றை, மனிதன் நாய்களை, மாட்டினத்தை தன் வயப்படுத்திய தன்மைகளை, மிக எளிதாக போகிற போக்கில் யாருக்கும் புரியும்வண்ணம் எடுத்துரைக்கிறது.

அச்சேற்றப்படவிருக்கும் எழுத்து என்ற பதற்றம் ஏதும் கொள்ளாமல் தன்னுடைய உணர்வில் இருந்து மட்டுமே எழுதப்பட்டிருப்பதால் அதற்கே உரிய இலக்கமான தன்மையைக் கொண்டிருக்கிறது இந்நூல். இதில் முன் வைக்கப்படும் வாதங்களை ஓர் ஆதார அம்சமாகக்கொள்ள முடியாதுதான். நூலாசிரியரின் நோக்கம் அதுவல்ல. என்றாலும், துவக்க நிலை வாசிப்பாளர்களுக்கும், இலகு வாசிப்பாளர்களுக்கும் அப்பால் பல புதிய தகவல்களை உள்ளடக்கி இருக்கிறது.

உயிரின் ஆற்றலை வெளிப்படுத்த வேண்டிய உடல் பெருந்தொல்லைச் சுமையாகிக் கொண்டிருக்கிறது. நோய்களும் (நோய் ஒன்றே, அதன் வெளிப்பாட்டுத் தன்மைக்கு ஏற்றவாறு பெயர்கள்தான் அதிகரித்துக் கொண்டுள்ளன) அவற்றை தீர்ப்பதாகச் சொல்லி மேலும் நம்மைத் தொல்லைக்குள்ளாக்கும் மருந்துகளும் உள்ள நம் காலத்தில், உடலைப் பற்றிய அடிப்படையான எளிய புரிதலைத் தரும் இந்நூல் மிக மிக அவசியமான ஒன்று.

இந்த முன்னுரையில் மனிதனைச் சார்ந்த பிற உயிர்களை அவன் பொருட்படுத்துவதில்லை என்ற வருத்தத்தைப் பகிர்ந்துள்ளேன். முன் பத்தியில் நிறுத்திவிட்டு மரங்கள் சூழ்ந்த இந்த அமைதியான குடியிருப்புப் பகுதியில் வழக்கமான காலை நடைப்பயிற்சிக்கு சற்று முன்னேரமாகவே சென்றபோது நான் கண்ட காட்சி - புற்கள் மண்டிய திடலில் சிறுவர்கள்

காலிப் பிளாஸ்டிக் புட்டியைக் கால்பந்தாக ஏற்றி விளையாடிக் கொண்டிருக்கிறார்கள். இந்தப் பனியிலும் வியர்வை சொட்ட இரு இளைஞர்கள் ஓடிக் கொண்டிருக்கிறார்கள்.

துருவேறிய மிதி வண்டியில் நடுத்தர வயதைத் தாண்டிய மனிதர் வருகிறார். அழுக்கடர்ந்த லுங்கியைச் சாயம் மங்கிய சட்டை மீது ஏற்றிக் கட்டுகிறார். அவரது கால்களை உரசிக் கொள்கின்றன இக்குடியிருப்பு பூனைகள் ஐந்தாறு. புதர்மறைவில் ஒளித்து வைத்த பாத்திரத்தை எடுத்து தூசி தட்டியபடி தரையில் வைத்துவிட்டு தன் வண்டியின் முன் பாரில் மாட்டி வைத்த துணிப் பையில் இருந்து இரண்டு பால் பாக்கெட்டுகளைப் பிரித்து பாலைப் பாத்திரத்தில் ஊற்றுகிறார். வறுக்கி போன்ற ஏதோ சிலவற்றை உடைத்துப் பாலுக்குள் போடுகிறார். மெல்ல நன்றி முனகலுடன் பூனைகள் உண்ணத் தொடங்குகின்றன. நான் நின்று பார்த்தால் அந்த விருந்துபசாரத்திற்கு இடையூறாகி விடும் என்பதால் என் நடைப்பயிற்சி தொடர்கிறது. அடுத்த சுற்றில் அந்த மனிதரைப் பார்க்க முடியவில்லை. பயிற்சி முடித்து என் இருப்பிடத்தை நெருங்கும் முனையில் அதே துருவேறிய மிதி வண்டி, அழுக்கு லுங்கி, அதே நிறம் மங்கிய சட்டை, அதே மனிதர் துணிப்பைக்குள் இருந்து ஏதோ எடுத்துக் கொண்டிருக்கிறார். இங்கே நான்கைந்து நாய்கள் தங்கள் வாலை புயலுக்குப் படபடக்கும் மரக் கிளை நுனியைப் போல் படபடவென்று ஆட்டிக்கொண்டு நிற்கின்றன. "கொஞ்சம் பொறுங்கடா டோய்" என்கிற பொருள் தரும் குரலில் ஏதோ சொல்லிக்கொண்டு அந்த மனிதர் தரையில் தூய்மையான இடத்தைத் தேடி உணவுப் பண்டத்தை வைக்கிறார்.

கடந்த ஒரு வார மழையில் இந்நிலம் குளிர்ந்ததைக் காட்டிலும் என் மனம் குளிர்கிறது. அக்குளிர்வில் வெப்பம் ஏறுவதற்கு முன் இந்த எழுத்துகளைப் பதித்துக் கொண்டிருக்கிறேன்.

இந்த முன்னுரை எழுதும் வாய்ப்பினை நல்கிய அன்புத் தோழர் சக்தி பகதூருக்கும், இதனை வாசிக்கும் உங்களுக்கும் நன்றி கூறும்,

அன்புடன்
போப்பு

முன்னுரை

பல யுகங்களைக் கடந்து வந்த இவ்வுலகில் இப்போது நடப்பது கலியுகம் என்கிறார்கள். ஆனால் என்னைப் பொருத்தவரையில் இப்போது நடப்பது கிருமிகள் யுகம் மட்டுமே. வல்லரசு நாடுகள்கூட இன்று பயப்படுவது இந்தக் கிருமிகளைப் பார்த்து மட்டுமே. நாளொரு பெயரும் பொழுதொரு குடும்பமுமாக புதுப்புது அவதாரத்தில் கிருமிகள் உருவாகி உலகையே நோய்களால் அச்சுறுத்தும் இந்த யுகத்தை கிருமிகள் யுகம் என்று அழைப்பதே பொருத்தமாக இருக்கும்.

இவ்வளவு நோய்கள் எப்படி வந்தது? முன்பெல்லாம் இவ்வளவு நோய்கள் இல்லையே, புதுப்புது மருந்துகள் ஒருபுறம் கண்டுபிடிக்கப்பட்டுக் கொண்டேயிருக்க, புதுப்புது நோய்களும் பெருகிக்கொண்டே இருக்கின்றனவே, இதற்கு முடிவே இல்லையா என ஏங்குபவர்களுக்கு மத்தியில், எந்த ஒரு மருந்து மாத்திரைகள், கிருமிகள் பயம் எதுவும் இல்லாமல் ஒரு கூட்டத்தினர் மிகவும் நலமாக, நினைத்ததை உண்டு, உறங்கி வாழ்ந்து வருகின்றனர். அந்தக் கூட்டத்தில் நானும் ஒருவன். ஆம் இந்திய அக்கு பங்சர் எனும் தொடு சிகிச்சை பயின்ற அக்கு ஹீலர்களில் நானும் ஒருவன்.

உடலின் கழிவுகளின் தேக்கமே நோய் தோன்றக் காரணம் என்ற உண்மையறிந்தவர்கள் அக்கு ஹீலர்கள். இவர்கள் உடலில் கழிவுகள் தேங்காமலும், ஏற்கனவே உடலில் தேங்கியுள்ள கழிவுகளை வெளியேற்றியும், நலமுடன் வாழும் ரகசியத்தை, சிகிச்சை மூலம்

மக்களிடம் கொண்டுசேர்க்கும் பணியையும் செய்து வருகின்றனர். நானும் அந்தக் கூட்டத்தில் ஒருவனாக இருப்பதில் பெருமகிழ்வு அடைகிறேன். மேலும் நான் இயற்கை பற்றிய தேடலுடன் நிறைய உயிரினங்களை வளர்த்து, அவற்றுடன் பழகிய அனுபவம் உண்டு என்பதால், மனிதன் தவிர்த்து மற்ற உயிரினங்கள் எவ்வாறு தங்களைக் கழிவு நீக்கம் செய்துகொண்டு நோயில்லாமல் வாழ்கின்றன? மற்ற உயிரினங்களின் ஆரோக்கியம் பற்றிய உங்கள் புரிதல் என்ன? என்ற கேள்வி என்னை நோக்கி எழுப்பப்பட்டது. கேள்வியை எழுப்பியவர் என் ஆசிரியரும் தோழருமான அக்கு ஹீலர் அ. உமர் பாரூக் அவர்கள். அவருக்கு நன்றி சொல்லி, அவர் என்னுள் விதைத்த கேள்விக்கான என் அனுபவத் தேடல்தான் இச்சிறு புத்தகம்.

இயற்கையைப் பற்றிய என் தேடலில் சக தோழியாய், துணையாய் நிற்கும் என் மனைவி, ஒவ்வொரு சின்னச் சின்ன செயலிலும் என்னுடன் போட்டி போட்டு தந்தையாகக் கருதாமல் என்னைத் தன் தம்பியாகக் கருதி ஊக்கப்படுத்தி வரும் என் அன்பு மகளுக்கும் நன்றி.

என்னுடைய இந்தச் சிறிய நூலிற்கு சிறப்பான முன்னுரை எழுதி அழகுபடுத்திய அருமைத் தோழர் போப்பு அவர்களுக்கு நன்றி.

இந்த நூலை என்னை எழுதத் தூண்டி என்னை வழி நடத்தி வரும் எனது ஆசான்கள் கம்பம் அகாடமி ஆப் அக்குபங்சரின் இயக்குநர் அக்கு ஹீலர் திரு போஸ் K. முகம்மது மீரான் அவர்களுக்கும், முதல்வர் அக்கு ஹீலர் திரு அ. உமர் பாரூக் அவர்களுக்கும் நன்றி.

அக்கு ஹீலர் தா. சக்தி பகதூர்.
8870350412, 9042870412

பிற உயிர்களின் சுய மருத்துவம்

ஆரம்ப கால மனிதர்களின் அடிப்படைத் தேவை உணவும் நீரும் மட்டுமே என்றிருந்தது. இந்தத் தேவை பிறகு இருப்பிடம், ஆடை என நான்காக உயர்ந்தது. அறிவு எனும் தேடலில் கல்வியின் தேவை ஐந்தானது. இந்தத் தேடல்களில் ஒன்றாக மனித ஆரோக்கியத்திற்காகத் தோன்றியது மருத்துவம். இப்போது மக்களின் அடிப்படைத் தேவை என்னவென்றால் மருத்துவம் என்று சொல்லுமளவுக்கு அவசியமானதாகி விட்டது. ஒரு தலை முறையில் ஈட்டிய மொத்தப் பொருளையும், ஏன் பரம்பரை சொத்துக்களைக்கூட விற்று குடும்பத்தின் ஒரே ஒரு உறுப்பினரின் மருத்துவச் செலவைச் செய்து விட்டு மொத்தக் குடும்பமே நடுத்தெருவில் நிற்கும் நிலைமைதான் இன்று அதிகமாக இருக்கிறது.

உலகில் எந்த மிருகமும் தன் உடல் நோயைத் தீர்க்க இன்னொரு மிருகத்தின் உதவியை நாடுவதில்லை. தன் உடல் தொந்தரவுகளைக் கண்டு இவ்வளவு பயப்படுவதில்லை. ஆமாம் ஆறறிவு படைத்த மனிதனின் நோயைத் தீர்க்க மருத்துவர் என்ற பெயரில் சக மனிதனின் உதவி தேவையாக உள்ளது. அந்த மருத்துவருக்கே நோயென்றால் இன்னொரு மருத்துவர். போதாக்குறைக்கு ஏராளமான உபகரணங்கள், ஆய்வுக் கூடங்கள், மருந்து மாத்திரைகள். கடலின் ஆழத்தையும் வானத்தின் உயரத்தையும் பூமியின் உட்புறத்தையும் ஆராயத் தெரிந்த மனிதருக்கு தன் உடல் பற்றிய புரிதல்

இன்னமும் ஏற்படவில்லை. ஒரு சாதாரண தலைவலியோ வயிற்று வலியோ வரட்டுமே, சுனாமி வந்தது போல் அலறி அடித்துக்கொண்டு ஓடுவார்கள். இருமல் ஏன் வருகிறது என்று யாரிடமாவது கேளுங்கள். நாள்பட்ட தேக்கி வைக்கப்பட்ட சளிதான் இருமலாக மாறி சளியை வெளியேற்றுகிறது என்று புரிய வைத்தாலும், அடுத்தமுறை சளி பிடித்தால் இது வெறும் கழிவு வெளியேற்றம்தான் என்று எத்தனை பேர் புரிந்துகொள்வார்கள்? மருந்து எடுக்காமல் கழிவு வெளியேற்றத்தை அனுமதிப்பார்கள்?

ஆனால் வாயில்லா (மனித மொழியறியா) ஜீவன்கள்தான் தங்கள் உடலில் தோன்றும் தொந்தரவுகளை வெறும் கழிவுகள் வெளியேற்றம் என்று சரியான முறையில், உடலின் மொழியறிந்து புரிந்துகொள்கின்றன. அதனால்தான் இந்த விலங்குகள் மனித உதவியின்றி ஆரோக்கியமாக வாழ்கின்றன. அவைகளின் ஆரோக்கிய இரகசியம் அறிய, முதலில் இந்தக் கழிவு நீக்கம் மற்றும் கழிவுகள் என்றால் என்ன என்று தெரிந்து கொள்வோம் வாருங்கள்.

கழிவுகள்

கழிவுகள் என்ற பெயரைக் கேட்டாலே முகம் சுழிக்கும் யாரும், இந்தக் கழிவு சாதாரணமானது என்றோ, அசாதாரணமானது என்றோ, தேவையில்லாத ஒன்று என்றோ, தேவையானது என்றோ, ஒரு தெளிவுக்கு எளிதில் வரமுடியாது. கழிவுகள் என்று சொன்னதும் ஏதோ தொழிற்சாலைக் கழிவு, இரசாயனக் கழிவு, அணு உலைக் கழிவு என்று அரசியல் பேசப்போவதாக நினைத்துவிட வேண்டாம். இங்கு உயிருள்ள உடல்களில் தோன்றும் கழிவுகளைப் பற்றித்தான் பேசப்போகிறோம்.

உடலுக்குள் இருக்கின்ற கழிவுகள் என்றதும் ஏதோ மலம், சிறுநீர், சளி, வியர்வை, மட்டும் என்று நினைத்துவிடாதீர்கள். கண்ணுக்குத் தெரியாத நிறையக் கழிவுகளும் உள்ளன. அவை நம் எண்ணங்களாகவும் செயல்களாகவும் வெளியாகிக் கொண்டுள்ளன. நம் உடலுக்கு உள்ளிருந்து உலகத்து வரைக்கும் நாம் பார்க்கின்ற அத்தனை நிகழ்வுகளிலும் இந்தக் கழிவுகளின் உற்பத்தி, தேக்கம், வெளியேற்றம் மறுபயன்பாடு

போன்றவற்றால் பெரிய தாக்கங்கள் உண்டாகின்றன என்பது என்னவோ உண்மைதான்.

நம் உடலில் இருந்து பார்த்தால் இந்தக் கழிவுகளை, உடலுக்குள் தேங்குகின்ற கழிவு, உடலுக்கு வெளியே தேங்குகின்ற கழிவு என்று இருவகையாகப் பிரிக்கலாம். உடலுக்குள் தேங்குகின்ற கழிவுகளை உடற்கழிவு, மனக்கழிவு என்று இரண்டாகப் பிரிக்கலாம். உடலுக்கு வெளியே நம் சுற்றுப்புறத்தில் தோன்றுகின்ற கழிவுகளைப் புறக்கழிவுகள் எனலாம். இந்தப் புறக்கழிவுகளை பல வகைகளாகப் பிரித்துக்கொண்டே போகலாம்.

கழிவு நீக்கத் தத்துவத்தை அடிப்படையாக வைத்து இன்றைக்கு மருந்தில்லாமல் மக்களைக் குணப்படுத்தும் அக்கு பங்சர் சிகிச்சை வேகமாக வளர்ந்து வருவதைப் பார்க்கும்போது, கழிவுகள் பற்றிய புரிதல் அவசியமான ஒன்றாகப்படுகிறது.

எல்லாம் நன்மைக்கே என்பார்கள். "எதையும் நல்லதாப் பாரு பாசிட்டிவ்வா திங்க் பண்ணு" என்ற வார்த்தைகள் இப்போது அதிகமாகக் கேட்கின்றன. 'நோய்க்கு அஞ்சேல்', 'நோய்களைக் கொண்டாடுவோம்', 'கிருமிகள் நம் நண்பர்கள்', "கிருமிகள் உலகில் மனிதர்கள்" என்ற உண்மைகளையெல்லாம் உணர ஆரம்பித்துவிட்டோம். அதேபோல் இந்தக் கழிவுகள் விசயத்தில் கழிவுகளை இயற்கை எப்படிப் பயன்படுத்துகிறது? மற்ற உயிரினங்கள் எப்படி எதிர்கொள்கின்றன? நாம் எப்படி எதிர்கொள்கிறோம்? நம் உடல் எப்படி எதிர்கொள்கிறது? என்று பார்ப்போம்.

ஒன்றின் கழிவு மற்றொன்றிற்கு உணவு

உலகத்து உயிரினங்கள் அனைத்துமே இந்த அடிப்படையில்தான் வாழ்ந்து வருகின்றன. இப்போது பூமியில் வெறும் தாவரங்கள் மட்டுமே வாழ்ந்து வருவதாக கற்பனை செய்து பாருங்கள். அவற்றைக் கட்டுப்படுத்தும் எதிர் உயிரினங்கள் இல்லாத காரணத்தினால் அவை கட்டுக்கடங்காமல் பல்கிப்பெருகி பூமியின் மேற்பரப்பையே மூடிவிடும். இனிமேல் புதிய தாவரங்கள் பிறக்கவோ, இருப்பவை நலமாக

வாழவோ முடியாது. மண்ணின் வளம்கூட குறைந்து விடும். தேவைக்கு அதிகமாக இருப்பவை எல்லாமே கழிவுதான். இப்போது இயற்கை இந்தக் கழிவுகளைத் தீர்க்கப் பலவிதமான உயிரினங்களை உருவாக்குகிறது.

முதலாவதாக, இறந்துபோன உயிர்களையும் தாவர பாகங்களையும் மட்கச் செய்யும் உயிரினங்கள், உதாரணமாக பாக்டீரியா போன்ற நுண்ணுயிரிகள், கரையான்கள், எறும்புகள், மண்புழு, மரவட்டைகள் போன்றவை இயற்கையால் படைக்கப்பட்டன. இவை இறந்த உயிர்களைத் தின்று மட்கச் செய்தன. மண்ணின் வளத்தையும் காத்தன. கழிவுகளைப் பற்றிய புரிதலுக்குத்தான் இந்த வரிசைப்படுத்தல். மற்றபடி எந்த உயிரினம் முதலில் தோன்றியது என்ற ஆராய்ச்சி இப்போதைக்கு வேண்டாமே.

இரண்டாவதாக, உயிருள்ள தாவர பாகங்களை உண்ணவும் மகரந்தச் சேர்க்கைக்கும் தேவையான பூச்சியினங்கள் படைக்கப்பட்டன. இவற்றின் எண்ணிக்கை அதிகரித்தால் என்ன செய்வது? பூச்சிகளை உண்ணும் பூச்சியினங்கள், தேள், பூரான் போன்ற விஷ ஜந்துக்களையும் ஊர்வனவற்றையும் உருவாக்கியது இந்தப் பிரபஞ்சம்.

மூன்றாவதாக தாவரங்களின் வேகமான வளர்ச்சியைக் கட்டுப்படுத்தவும் இந்தப் பூமியை அழகுபடுத்தவும், தாவர உண்ணி விலங்குகளான சிறு அணில் மற்றும் குள்ள முயல் முதல் யானை வரை படைக்கப்பட்டன. இவைகள் தாவரங்களை உண்டு, பல்கிப் பெருகி அதிகமாகிவிட்டால் தாவர இனமே அழிந்து விடுமே. இப்போது கொன்றுண்ணிகள் எனப்படும் பிற உயிரினங்களை, அதாவது வேட்டையாடி உண்ணும் உயிரினங்களை உருவாக்கியது. அந்தப் பரிணாமத்தின் உச்சகட்டமாக மனிதனையும் படைத்தது இயற்கை.

இதே போலத்தான் கடலிலும் பாசிகள் நுண்ணுயிர்களில் ஆரம்பித்து, மீன்கள் திமிங்கிலம் வரை ஓர் உணவுச் சங்கிலியை ஏற்படுத்தியுள்ளது இயற்கை.

மேலும் விதை பரவலுக்கும், பூச்சிகளைக் கட்டுப்படுத்துவதற்கும், விதைகளை உண்பதன் மூலம் தாவர இனப்பெருக்கத்தை கட்டுப்படுத்துவதற்கும், விதை பரவலுக்கும், நீர் நிலைகளில்

சிறு உயிரினங்களின் எண்ணிக்கையைக் கட்டுக்குள் வைக்கவும், எல்லாவற்றிற்கும் மேலாக வானத்தையும் மரங்களையும் அழகுபடுத்தவும் படைக்கப்பட்டவைகளே பறவையினங்கள். வண்ண மலர்களாலும், வண்ணத்துப் பூச்சிகளாலும் கண்ணுக்கு அழகாக மாறிய இந்த உலகம், மலர்களின் மகரந்தச் சேர்க்கைக்காக தேனீக்களையும் வண்டுகளையும் தேன் சிட்டுகளையும் படைத்தது. அவற்றிற்கு ஊதியமாக தேனை அந்த மலர்களிலேயே படைத்தது. தேனுண்ட வண்டுகளின் ரீங்காரத்தால் இந்தப் பூமியே இசை மயமானது.

தேவைக்கு அதிகமாக இருப்பதெல்லாமே கழிவுதான்

இவ்வளவையும் படைத்த பிறகு பார்த்தால் இந்தப் பூமியில் அழுகல்கள் நிறைய தேங்க ஆரம்பித்தன. ஆம், மரங்களிலிருந்து விழுந்த காய் கனிகள், நிலத்துக்கடியில் விளைந்த கிழங்குகள், உதிர்ந்த மலர்கள், இறந்த விலங்கு, பறவையினங்கள், இவையெல்லாம் தேவைக்கு அதிகமாக இருந்ததால் அழுக ஆரம்பித்தன. இந்த அழுகல் மண்ணில் நிறையக் கழிவுகளையும் துர்நாற்றத்தையும் உருவாக்கியது. இவற்றையெல்லாம் சுத்தப்படுத்த இயற்கை நிறைய கழிவுநீக்கப் பணியாளர்களை நியமித்தது. அவர்கள் தான் பன்றிகள், ஆமைகள், நத்தைகள், முள்ளம் பன்றிகள், எலிகள் இன்னும் ஏராளமானவை. இறந்த பாலூட்டி, பறவைகளின் உடல்களும், கொன்றுண்ணிகளால் மீதம் வைக்கப்பட்ட மாமிசக் கழிவுகளும் தேங்காமலிருக்க கழுதைப்புலிகளும், ஓநாய்களும், நரிகளும், கழுகுகளும், காட்டு நாய்களும் படைக்கப்பட்டன.

இந்த இயற்கையே இப்படி ஓர் உணவுச் சங்கிலியை உருவாக்கி, அனைத்து உயிரினங்களின் அளவையும் ஒரு கட்டுக்குள் வைத்திருப்பதை உணர்ந்தால் இந்த உலகில் தேவையில்லாதது என்று எதுவுமே இல்லை. ஆனால், தேவைக்கு அதிகமாக இருப்பதெல்லாமே கழிவுதான் என்ற பெரிய உண்மை நன்கு விளங்கும். இதைத் தெரிந்துகொள்ள ஏன் இயற்கையை உணர வேண்டும்? நம்மைச் சுற்றி நடப்பதைப் பார்த்தாலே போதுமே. பணம் தேவைக்கு அதிகமாக ஓர் இடத்தில் சேர்ந்தால்? அளவுக்கு

அதிகமான அதிகாரம் ஓர் இடத்தில் குவிந்தால்? பணபலம் அதிகார பலமாக மாறும். அதிகார பலம் ஆயுத பலமாக மாறும். ஆயுத பலம்... வேண்டாம் அரசியல் பேசமாட்டேன் என்று முதலிலேயே சொல்லிவிட்டேன்.

சரி, இவையெல்லாம் இயற்கையாக உடலுக்கு வெளியே உலகத்தில் தேங்குகின்ற கழிவுகள். அவை தேங்கினால் உலகமே கெட்டுவிடும் என்று இயற்கை இவ்வளவு ஏற்பாடுகளைச் செய்திருக்கிறதே. உடலுக்குள்ளே கழிவுகள் தேங்குமா? தேங்கினால் என்ன ஆகும்? உடல் எப்படி வெளியேற்றும்? ஒரு செல் உயிரினங்கள் முதல் பறவைகள், பாலூட்டிகள், மனிதன் வரை அனைத்து உடல்களிலும் நடக்கும் கழிவு வெளியேற்றச் செயல்களைக் கவனித்தால் இது எளிதில் விளங்கும்.

"எத்தனை பெரிய வானம் எண்ணிப்பார் உன்னை நீயே"

"இத்தரை கொய்யாப் பிஞ்சு நீயதில் சிற்றெறும்பே"

சின்ன வயதில் படித்த வரிகள். இந்தப் பிரபஞ்சத்தைப் பார்க்கும்போது இந்த பூமி ஒரு சிறிய கொய்யாப் பிஞ்சு. நாம் அதில் சிறு எறும்பைப் போன்ற சிறியவர்கள் என்று சொல்லும் அந்தப் பாடல். ஆனால் இந்தச் சிறிய மனித உடல் பல்லாயிரக்கணக்கான உயிரினங்களுக்கு புகலிடமாக உள்ளது என்பது நம்மில் எத்தனை பேருக்குத் தெரியும்? உண்மைதான் ஒவ்வொரு மனித உடலும் ஒரு தனி உலகம்தான். இதற்கு உதாரணமாக பேன்களைச் சொல்லலாம். நம் தலையில் நிறையப் பேன்கள் உள்ளன. அவைகளுக்கு நம் உடல்தான் உலகம். நம் குடல் பகுதியிறீ எண்ணற்ற ஒட்டுண்ணிகள் வாழ்ந்து வருகின்றன. கொக்கிப்புழு, நாடாப்புழு என்று எத்தனையோ வகைகள் உள்ளன. மலத்தில் இதுபோன்ற புழுக்கள் வெளியாவதை நாம்கூட பல சமயங்களில் பார்த்திருப்போம். இவையெல்லாம் கண்ணுக்குத் தெரியும் உயிரினங்கள். நம் உடலில் கண்ணுக்குத் தெரியாத நுண்ணுயிர்கள் மேலும் ஏராளமாக உள்ளன. நம் உடல் பல செல்களால் ஆன கட்டமைப்பு என்று எல்லோருக்கும் தெரியும். மனிதனோ விலங்கினமோ தனிப்பட்ட ஓர் உயிர் இல்லை. எண்ணற்ற தனித்தனி செல்களின் கூட்டுத் தொகுப்பு. ஆயிரக்கணக்கான உயிரினங்களின் வாழ்விடம் என்பது இதன் மூலம் விளங்கும். நோய்களின் உருவாக்கம் பற்றிப் புரியவேண்டுமென்றால்

நம் உடலின் ஒவ்வொரு செல்லின் செயல்பாடுகளைப் பற்றித் தெரிந்துகொள்ள வேண்டும். அதற்கு முன் ஒரு செல் உயிரினங்கள் எப்படி வாழ்கின்றன என்று கொஞ்சம் பார்ப்போம்.

அமீபாவிலிருந்து ஆரம்பிப்போம்

"அமீபா" சின்ன வயதில் அறிவியல் பாடப் புத்தகத்தில் படித்ததை யாரும் இன்னும் மறந்திருக்க மாட்டோம். இந்த அமீபா ஒரு செல்லால் ஆனது. இவற்றிற்குப் பார்க்க, கேட்க, இடம்பெயர, உணவுண்ண, மலம் கழிக்க என்று தனித்தனியாக எந்த உறுப்புகளும் கிடையாது. இருப்பதே ஒரு செல்தானே, ஆனால் இதுவும் இந்த உலகத்தில் வாழ்ந்து இனப்பெருக்கமும் செய்கின்றது!

அமீபாவுக்கு அருகில் அதற்கான உணவு வந்தால் அமீபாவின் உடல் அதைச் சுற்றி வளைத்துக்கொள்கிறது. பிறகு அந்த உடலின் மீது தன் உடலிலிருந்து சீரண நொதிகளைச் செலுத்துகிறது. செரிமானம் நடந்த பிறகு தனக்குத் தேவையான சாறை (சத்துகளை) மட்டும் கிரகித்துக் கொள்கின்றது. தன் உடலில் தேவைக்கு மேல் சத்துக்கள் சேரும்போது அமீபாவின் உடலும் பெரிதாகிறது. இப்போது அது தன் உடலை இரண்டாகப் பிளந்து, இரண்டு அமீபாக்களாக மாறிவிடுகிறது. அதனால் தான் அமீபாவுக்கு கழிவுநீக்க உறுப்புகளும் தேவையில்லை, இனப்பெருக்க உறுப்புகளும் தேவையில்லை. இயற்கை மரணமும் அமீபாவுக்கு இல்லை. கிட்டத்தட்ட இயற்கை படைத்த அனைத்து நுண்ணுயிரினங்களும் இப்படித்தான் வாழ்கின்றன. பார்த்தல், கேட்டல், சுவைத்தல், நுகர்தல், உணர்தல் என்று ஐம்புலன்களின் குணங்களையும் ஒரு செல் மூலமாகவே நடத்திக்கொள்கின்றன.

பறவைகள் மற்றும் பாலூட்டிகள், மனிதன் உட்பட நாம் அனைவரும் பல செல் உயிரினங்கள். நம் உடல் பல செல்களால் கட்டமைக்கப்பட்டிருப்பதால் ஐம்புலன்களின் குணங்களுக்கும் தனித்தனியாக உறுப்புகளைப் பெற்றுள்ளோம். வாயின் மூலம் உணவு உண்கிறோம். அதைச் செரிமான மண்டலம் எனும் தொகுப்பு உறுப்புகளின் மூலம் செரிமானம் செய்து, நமக்குத் தேவையான சாறை(சத்து) எடுத்துக்கொண்டு, கழிவு மண்டலத்

தொகுப்பு உறுப்புகளின் மூலம் தேவையற்ற பொருட்களைக் கழிவாக வெளியேற்றி விடுகிறோம். ஆனால் நமது உடலில் இத்தனை உறுப்புகள், மண்டலங்கள் எனத் தனித்தனியாக இருந்தாலும் அனைத்துமே அடிப்படையில் தனித்தனி செல்கள்தான். இந்த ஒவ்வொரு செல்லும் ஒரு செல் உயிரியைப் போல், தனக்குத் தேவையான உணவு எடுத்துக்கொள்ளுதல், தன்னைப் பராமரித்தல், தன்னிலிருந்து புதிய செல்களை உருவாக்குதல் என்று தனித்தனியாக இயங்குகின்றன. மேலும் நேரடியாகப் பிரபஞ்ச சக்தியையும் பெற்றுக்கொள்கின்றன.

ஒரு செல் உயிரினங்களுக்கு செரிமானம் உடலுக்கு வெளியே நடப்பதால் கழிவு நீக்கம் என்ற ஒன்று தேவையில்லை. நம்மைப் போன்ற உயிரினங்கள் செரிமானம், கழிவு நீக்கத்திற்கென்று தனித்தனி உறுப்புகளைப் பெற்றுள்ளன. மேலும் நமது உடலின் ஒவ்வொரு செல்லும் தனித்தனியே பிறக்கின்றன, தனித்தனியே உணவு எடுத்துக்கொள்கின்றன. புதிய செல்களைப் பிறப்பிக்கின்றன. தனித்தனியே இறக்கின்றன. இருந்தும் இந்த செல்கள் அனைத்தும் ஒருங்கிணைந்து ஒரே உடலாக இருப்பதால் ஒரு செல் வெளிப்படுத்தும் கழிவு அடுத்தடுத்துள்ள செல்களின் வழியாகத்தான் வெளியேற வேண்டும். இதனால் உடலில் கழிவுத் தேக்கம் ஏற்பட வாய்ப்புள்ளது. இதுவே பல செல் உயிரினங்களில் பலவித நோய்கள் தோன்றக் காரணமாகின்றது.

சரி இப்போது அமீபாவுக்கு வருவோம். திடீரென்று அடி வயிறு முறுக்கி எடுப்பது போல் வலி. நாலைந்து முறை வயிற்றுப் போக்கு. மலத்தில் சளி போன்றும் சில சமயங்களில் இரத்தமும் வருகிறது. மருத்துவரிடம் சென்றால் மலத்தைப் பரிசோதனை செய்யப் பரிந்துரைக்கிறார். பரிசோதனை முடிவு மலத்தில் அமீபா உள்ளதால் உங்களுக்கு வந்துள்ளது அமீபிக் (அமீபாவால் ஏற்பட்ட) சீதபேதி என்கிறது. மேலும் அந்த அமீபாவைக் கொல்ல மருந்தையும் அளிக்கிறார்.

இது ஒரு பக்கம் இருக்க, ‘மரபு வழி மருத்துவம்’ இதை வேறு வடிவில் பார்க்கிறது. வயிற்றில் குடல் பகுதியில் கழிவுகள் அதிகமாகத் தேங்கிவிட்டது. நாள்பட்ட கழிவுகள் அவற்றின் தன்மை மாறி குடலால் சிதைக்கவோ வெளியேற்றவோ முடியாத நிலையை அடைந்துவிட்டது. இப்போது தண்ணிரின் மூலமோ உணவின் மூலமோ உள்ளே வந்த அமீபா குடலிலேயே தங்கி

அங்குள்ள கழிவுகளைத் தின்று, பல்கிப் பெருக ஆரம்பிக்கிறது. குடல் பகுதியில் அமீபாக்கள் அங்குள்ள உணவுகளை (கழிவுகளை) உண்டும் சிதைத்தும், அந்தக் கழிவுகளை எளிதில் வெளியேற்றக்கூடிய கழிவுகளாக அதன் தன்மையை மாற்றுகிறது. இப்போது ஏற்பட்டுள்ள பேதி மூலம் உடலானது குடலின் கழிவையும் அமீபாக்களையும் சேர்த்து வெளியேற்றுகிறது என்கிறது. இதற்கு எந்த மருந்தும் தேவையில்லை. கழிவு வெளியேறியதும் பேதி தானாக நின்றுவிடும். இதுதான் மரபு வழி மருத்துவத்தின் கோட்பாடு.

"சரி சரி, ஒரு கருத்துக்கு மாற்றுக் கருத்து உலகத்தில் இருக்கத் தானே செய்யும்" என்று நீங்கள் சொல்வது கேட்கிறது. இந்த உண்மை புரிய மற்ற உயிரினங்கள் எவ்வாறு தங்கள் உடலை நோயில்லாமல் வைத்திருக்கின்றன என்று பார்ப்போம்.

நாயைப் பாருங்கள் நோயின்றி வாழ...

ஆதி மனிதன் காட்டில் வேட்டைக்குப் போகும்போது பகலிலேயே தன் வேட்டையை முடித்துக்கொண்டு இருட்டுவதற்குள் தன் இருப்பிடம் திரும்பி விடுவான். இருட்டும் நேரத்தில் தன்னை வேட்டையாட வரும் மிருகங்களிடம் இருந்து எச்சரிக்கை கொடுக்கவும், வேட்டைக்குத் துணைக்காகவும் காட்டு நாய்களின் நட்பை நாடினான். இயற்கையின் அனுமதியுடன் நாயும் மனிதனின் நட்பை ஏற்றுத் தோழனாக மனிதனுடன் வாழத்தொடங்கியது.

காடு கிராமங்களாக மாற ஆரம்பித்த புதிதில் நாய் நாயாகவே இருந்தது. அதன் உணவுப் பழக்கம் எதுவும் மாறவில்லை. காடு கிராமங்களாகவும், நகரங்களாகவும் மாறின. அதனால் நாயின் உணவுப் பழக்கமும் மாறியது. என்ன செய்வது? கிராம வாழ்க்கை ஆரம்பித்த பின், மக்கள் வளர்ப்புப் பிராணிகளை பாதுகாக்கும் காவல் பொறுப்பை நாயிடமே தந்து, நாயின் இயல்பான வேட்டை குணத்தை தடை செய்து விட்டனர். வேட்டையாடி பச்சை மாமிசம் உண்டு வந்த நாய் இனம், இப்போது மனிதன் உண்ணும் அவற்றின் செரிமானத்தன்மைக்கு சற்றும் பொருத்தமில்லாத சமைத்த உணவுகளை உண்ண ஆரம்பித்தது.

அடிப்படை உணவு முறையே மாறிய பின்னும் நாய்கள் எளிதில் நோய்வாய்ப்படுவதில்லை. அவை தங்களின் உடலில் கழிவுகள் தேங்காமல் பார்த்துக்கொள்ள, மனிதர்கள் நல்வாழ்வுக்காக சொல்லப்பட்ட முக்கியமான மூன்று உபதேசங்களை யாரும் சொல்லிக் கொடுக்காமல் இயற்கையாகவே வாழ்நாள் முழுவதும் கடைபிடித்து வருகின்றன.

'தனித்திருப்பது.' எவ்வளவு காலம் மனிதனுடன் பழகினாலும் தன்னுடைய வேட்டை குணத்தை மறக்காமல் தனித்தன்மையுடனிருப்பது. அடுத்து 'விழித்திருப்பது.' ஆமாம் நீங்கள் நாயுடன் விளையாடிப் பாருங்கள். அது எவ்வளவு ஆர்வமாக உங்களிடம் விளையாடிக் கொண்டிருந்தாலும் எங்கோ தூரத்தில் கேட்கும் சின்ன ஒலியையோ சின்ன அசைவையோ கவனிக்கத் தவறுவதில்லை.

கடைசியாக 'பசித்திருப்பது." ஆம் நாய்கள் நல்ல பசி தாங்கும் திறன் கொண்டவை. பல நாட்கள் பட்டினி கிடந்தாலும் அவற்றின் வேகம் குறையாது. அதேசமயம் பசியில்லாமல் உண்ணாது. நன்கு வளர்ந்த நாய்க்கு ஒரு நாளைக்கு ஒருவேளை உணவு போதும்.

இவ்வளவு கட்டுப்பாடாக இருந்தும் நாய்களுக்கும் அவ்வப்போது உடம்பு முடியாமல் போய்விடும். எப்படி என்று கேட்கிறீர்களா? நமக்குப் பிடித்த சமைத்த உணவுகளைத்தான் நாய்களுக்கும் உணவாகத் தருகிறோம். அவைகளின் இயல்பான உணவினை நாம் மாற்றிவிட்டோம். தெருவில் திரியும் நாய்கள் பற்றிக் கேட்கவே வேண்டாம். குப்பையில் கிடைக்கும் உணவுக்கழிவுகளை உண்ணும் நிலைக்குத் தள்ளப்பட்டுவிட்டன. சரி வசதியான வீட்டு நாய்கள்? அவைகள்தான் மிகவும் பாவம். "ஹைஜீனிக்கா வளர்க்கிறேன், ரொம்ப காஸ்ட்லி ஃபுட் கொடுக்கறேன்" என்று சொல்லி செயற்கை உணவுகளையே கொடுத்து அவைகளை நாயினத்தில் இருந்தே தள்ளி வைத்து விட்டார்கள்.

சரி விசயத்துக்கு வருவோம். இப்படி உணவுப்பழக்கம் மாறியதால் நாய்களுக்கும் நோய் வரத்தானே செய்யும். நாட்டு நாய்கள் தனக்கு ஏதாவது நோய் வந்தால் உணவு எதுவும் உட்கொள்ளாமல் அமைதியாக ஒரே இடத்தில்

படுத்துக்கொண்டிருக்கும். எங்க வீட்டு நாய் விரதமிருக்கு என்று அதை வளர்ப்பவர் பெருமையாகச் சொல்வதை நான்கூட கேள்விப்பட்டு இருக்கின்றேன். நோய் வந்தால் வயிற்றுக்கும் உடலுக்கும் ஓய்வு கொடுக்கவேண்டும். பட்டினியே மாமருந்து. இதெல்லாம் நோயின்றி வாழ மனிதர்களுக்கு மரபு வழி மருத்துவத்தில் சொல்லித் தருவது. நாமெல்லாம் அதைக் கேட்காமல்தான் தினம் தினம் நோயாளியாக மாறிக்கொண்டுள்ளோம். ஆனால் இந்த நாய்கள் இயற்கை விதியை மீறுவதில்லை.

பிறகு கழிவு நீக்கம். ஆமாம் உடலில் தேங்கிய கழிவுகளே அனைத்து நோய்களுக்கும் காரணம். சரி அதற்காக எத்தனை நாட்களுக்குத்தான் பட்டினி கிடப்பது? இந்தக் கழிவுகளை வெளியேற்ற நாய் இன்னொரு உபாயத்தை மேற்கொள்கிறது. வாந்தியெடுத்தல். ஆம், தன் உணவுமுறைக்கு முற்றிலும் மாறான புற்கள், வைக்கோல், இலை தழைகள் போன்றவற்றை விழுங்க ஆரம்பிக்கிறது. "பாருங்க குலசாமிக்கு விரதமிருந்து புல்ல தின்னு விரதத்த முடிச்சிடுச்சு. எங்களுக்கு வந்த தோஷம் போயிடும்" என்று நாயையும் தன் பிள்ளையாக நினைத்து பெருமை கொள்வார் அதை வளர்ப்பவர். சரி உள்ளே போன புற்கள் என்ன ஆகும்? இரைப்பையினுள் ஒரு சுற்று சுற்றி உள்ளிருக்கும் எல்லாவற்றையும் துடைத்தெடுத்துக்கொண்டு வாந்தியாக வெளியேறிவிடும். நாயின் உடலும் பழைய நிலைக்குத் திரும்பி விடும்.

ஆதிமனிதன் காட்டில் வேட்டையாடும்போது அவனுக்கு தோழனாக வந்த நாய்கள் இன்றுவரை நம்முடனே தங்கி, நாம் உண்ணும் உணவையே உண்டு வந்தாலும், நோயின்றி வாழும் இரகசியம் இதுதான். ஏனென்றால் அவைகளுக்கு ஐந்தறிவு மட்டும்தான்.

ஆறறிவு படைத்த நாம் என்ன செய்கிறோம்? வயிறு முட்ட உண்கிறோம். தேவைப்பட்டால் கழுத்து வரைக்கும்கூட சாப்பிடுகிறோம். சாப்பிட்டு முடித்தவுடன், நிறைய சாப்பிட்டேம்பா, செரிக்கனும்ல என்று சொல்லிக்கொண்டே முன்னெச்சரிக்கையாக ஒரு முக்கால் அடி நீள வாழைப்பழத்தை உள்ளே தள்ளுகிறோம். அப்புறம் எப்படி அடுத்தவேளை பசியெடுக்கும்? பசிதான் எடுக்கவில்லையே, சும்மா

இருக்கிறோமா? செரிமானத்துக்காக 'சோடா, 'பீடா' இன்னும் என்னவெல்லாமோ வித்தைகள் செய்து ஒரு செயற்கைப் பசியை உருவாக்கி மறுபடியும் முன்போலவே உண்கிறோம்.

இப்படி விழித்திரு என்பதை உணவில்கூட கடைபிடிக்காமல் இருப்பதால்தான் பெரும்பாலான மனிதர்கள் பசித்திருப்பதில்லை. பசி என்றால் என்னவென்று தெரியாததினால் ஆயிரக்கணக்கான நோய்களுக்கு ஆளாகி, நாம் சம்பாதித்த பொருட்களையும் நம் உடல் உறுப்புகளையும் மருத்துவத்திற்காக இழக்கிறோம்.

ஆனால், இந்த 'தனித்திரு' என்பதை மட்டும்தான் பெரும்பாலானவர்கள் கடைபிடித்து வருகிறோம். தனித்தன்மையாக இரு என்பதை, தான் மட்டும் நல்லாயிருந்தால் போதும் என்றும், சுயநலமாக இரு என்றும், அடுத்தவர்களைச் சுரண்டி வாழலாம் என்றும் தவறாகப் புரிந்துக்கொண்டு!

கால்நடைகளின் கழிவு நீக்கம்

காட்டு விலங்கினங்களாக இருந்த ஆடு, மாடு போன்றவற்றினை இறைச்சிக்காகவும், விவசாய வேலைகளுக்குத் துணையாகவும் மனிதன் தன்னுடன் வளர்க்கக் கற்றுக்கொண்டான். அவைகளும் கொன்றுண்ணிகளிடமிருந்து தப்பிக்கவும் மனிதனின் முறையான மேய்ச்சல் யுக்தியில் உணவு எளிதில் கிடைப்பதாலும் மனிதனிடம் பழக ஆரம்பித்தன.

காலங்காலமாக மனிதனுடன் வாழ்ந்தாலும் அவை தங்களின் இயற்கையான உணவுப் பழக்கத்தினை மாற்றிக்கொள்ளாமல், இயற்கை சார்ந்த தாவர உணவுகளையே உண்டு எந்த நோயும் வராமல் வாழ்ந்து வந்தன. ஆனால் மனிதன்தான் எதையும் இயற்கையாக விட்டு வைப்பதில்லையே. மேய்ச்சல் நிலங்களில் இடப்படும் இரசாயன உரங்கள், அடிக்கப்படும் பூச்சிக்கொல்லிகள் போன்றவை கால்நடைகளின் உணவை நஞ்சாக்கியது. மேலும் அதிக பாலுக்காகவும் அதிக இறைச்சிக்காகவும் தரும் செயற்கை உணவுகள், ஹார்மோன் ஊசிகள் போன்றவை கால்நடைகளின் உடலில் நஞ்சாகி, அதை வெளியேற்றும் முயற்சி பல நோய்களாக வெளிப்படுகிறது.

இப்படி நோய் வந்தால் அவை என்ன செய்யும்? கொஞ்சம் விரிவாகப் பார்ப்போம்.

"ஏண்டா மாடு ரெண்டு நாளா அசை போடல என்னான்னு பாரு!" கிராமங்களில் கேட்கப்படும் வார்த்தை. ஆம். ஆடு, மாடுகள் நோய் வந்தால் உணவு உண்பதை நிறுத்திவிடுகின்றன. ஏற்கனவே உண்ட உணவு இரைப்பையிலிருந்தாலும் அசை போடாது. அசை போட்டால்தானே அது சிறு குடலுக்குப் போகும். அதனால் அசை போடுவதைக்கூட நிறுத்திவிடும். பிறகு உடல் நிலை சரியானவுடன் மெல்ல அசைபோடத் துவங்கும். அப்போதும்கூட புதியதாக எதையும் உண்ணாமல், ஏற்கனவே உண்டு இரைப்பையில் உள்ளதை மறுபடியும் அசைபோட்டு மலக்குடல் வரை அனுப்பி, கழிசலாக வெளியேற்றிய பிறகுதான் உண்ணவே ஆரம்பிக்கும். இதுதான் இயற்கை கொடுத்த அறிவு. நாம் என்ன செய்யறோம்? காய்ச்சல் வந்து பசியில்லாவிட்டாலும் சாப்பிட முயல்கிறோம். வாய் கசந்த நிலையிலும், உண்பதில் ஆர்வமில்லாத போதும் ஊறுகாய் போன்றவற்றைக் காட்டி உணவை உள்ளே தள்ளுகிறோம். உடலும் விடாப்பிடியாக வாந்திமூலம் வெளியேற்றுகிறது. நாம் மாத்திரையைப் போட்டு வாந்தியையும் அடக்கிவிடுகிறோம். இப்படியே தொடர்கதையாக சாகும்வரை நோயாளியாகவே இருந்து விடுகிறோம்.

சரி, ஒரு பசு நோயின் ஆரம்பத்திலிருந்து மரணம் வரை சென்று மீண்டது எப்படி என்ற என் சொந்த அனுபவத்தைக் கேளுங்கள். பசுமாடு ஒன்று வாங்கலாம் என்று சந்தைக்குப் போனேன். இரண்டு பல் போட்ட (மாட்டின் வயதை பல் பார்த்துத்தான் கண்டுபிடிக்க முடியும்) இளம் பசு ஒன்று நிறைமாத சினையோடு நல்ல உடற்கட்டோடு சாதுவாக நின்றிருந்தது. மாட்டை ஒரு சுற்று சுற்றிப் பார்த்தேன். இன்னும் ஒரு வாரத்தில் கன்று ஈனக்கூடிய இளம் பசு. மடியையும், பால் கொடியையும் கவனித்தேன், எப்படியும் பதினோரு லிட்டர் பால் கறக்கும். மாட்டை வாங்க முடிவு செய்தேன். 'இது பண்ணையில் வளர்ந்த பசு. தீவனம் சாப்பிட்டு வளர்ந்தது. நம்ம மண்ணுக்கும் நம்ம தீனிக்கும் தாங்காது' என்று கூட வந்த பெரியவர் சொன்னார். அவர் பேச்சைக் கேட்காமல் மாட்டை வாங்கி வந்துவிட்டேன்.

ஆசையாக ஜான்சி என்று பெயர் வைத்தார் என் மனைவி. எங்கள் வீட்டிற்கு வந்த அன்றே எங்கள் குடும்பத்தில் ஒருத்தியாகப் பழக

ஆரம்பித்துவிட்டாள் ஜான்சி. வந்த நான்காம் நாளே அழகான பெண் கன்று ஈன்றாள் ஜான்சி. கன்றின் பெயர்? காலத்துக்கு ஏற்ற மாதிரி ஷாலினி. இந்த முறை பெயர் வைத்தது என் மகள். முதல் கறவையில் சீம்பாலே ஏழு லிட்டர்! ரொம்ப மகிழ்ச்சி எனக்கு. 'இப்பவே ஏழுன்னா பால் தெளிஞ்சா பதிமூன்றைத் தாண்டுமே. நான் பதினோரு லிட்டர்தானே கணக்குப் போட்டேன்' என என் வியாபார புத்தி பெருமைப்பட்டது.

கன்று ஈன்ற மாட்டிற்கு எங்கள் பக்கத்து வழக்கப்படி நாட்டுக்கம்பும், வெல்லமும் இடித்துக் கொடுத்தோம். இயற்கைத் தீவனங்களைக் கொடுத்தோம். செயற்கைத் தீவனம் உண்டு வளர்ந்த பண்ணை மாடல்லவா? இயற்கைத் தீவனம் ஒத்துக்கொள்ளவில்லை. கடுமையான பேதி. கால்நடை மருத்துவரை அழைத்து மருத்துவம் பார்த்தோம். பேதி நின்று ஜுரம் வந்தது. ஜுரத்திற்கு ஊசி போட்டோம். காம்பில் கொப்புளங்கள் இரணமாகி இரத்தம் வர ஆரம்பித்தது. தன் கன்று பால்குடிக்க வாய் வைத்தாலே வலி தாங்காமல் உதைக்க ஆரம்பித்தாள் ஜான்சி. பசுவின் உடல்நிலை மோசமாக ஆரம்பித்தது. உணவு எடுப்பதில்லை. மருத்துவர் மாட்டிற்குக் கோமாரி வந்துவிட்டது என்றார். அவள் கன்று ஷாலினியைக்கூட பால் குடிக்க விடவில்லை உதைக்க ஆரம்பித்தாள். ஷாலினிக்கு புட்டிப் பால் புகட்டினோம்.

அடுத்த இரண்டு நாட்களில் மருத்துவர் "மாட்டிற்கு மஞ்சள் காமாலை வந்துள்ளது" என்று சொன்னார். இது எப்போது வந்தது! நாம் தான் எல்லா ஊசி, மருந்துகளும் சரியாகப் போட்டு வருகிறோமே. (அதனால்தான் வந்திருக்கும் போல) எங்களுக்கு ஏதும் புரியவில்லை. ஜான்சி நிலைமை மேலும் மோசமானது. அக்கம்பக்கத்தினர் வந்து பார்த்தனர். "இனிமே தேறாதுப்பா. நீ வேற ஒத்தப்புள்ள பொட்டப்புள்ள வச்சிருக்கே. பசுமாடு வீட்டுல சாகக் கூடாது. இத வித்துடுப்பா." அவர்கள் நோக்கம் புரிந்தது. இந்த நிலையில் இதை யார் வாங்குவார்கள் இறைச்சிக்குத் தவிர. அவளை விற்க எங்களுக்கு விருப்பமில்லை. எங்களிடம் புட்டிப் பால் குடித்துவிட்டு தாயை ஏக்கமுடன் சுற்றி வந்து கொண்டிருந்தாள் ஷாலினி.

எது நடந்தலும் சரி. இனிமேல் வைத்தியம் வேண்டாம். நம் வீட்டிலேயே இருக்கட்டும் உயிர் பிரிந்தால் அடக்கம்

செய்துவிடலாம் என்று முடிவு செய்து மூக்கணாங்கயிறு உட்பட அனைத்தையும் கழற்றிவிட்டார் என் மனைவி. ஜான்சி படுத்த இடத்திலிருந்து அசையவேயில்லை. தலையைக்கூட தூக்கவில்லை. கன்றுக்குட்டி மட்டும் தாயைச் சுற்றிச் சுற்றி வருவது பார்க்க வேதனையாயிருக்கும். ஒருவாரம் தாண்டியது. எந்த முன்னேற்றமும் இல்லை. இதுவே மனிதர்களாயிருந்தால் மூளைச்சாவு என்று முடிவு பண்ணி உடல் உறுப்பு தானம் செய்திருக்கலாம். இதுதான் மாடாயிற்றே. அதனால் அந்தக் கண்டத்திலிருந்தும் தப்பிவிட்டது. நாக்கு உலர்ந்து போகாமலிருக்க அவ்வப்போது மாட்டின் தலையை தூக்கிச் சிறிது தண்ணீர் மட்டும் புகட்டி வந்தோம். கடுமையான பேதி, துர்நாற்றத்துடன் வெளியேறியது. மாட்டின் கழிவுகளும் வெளியேறின.

ஒரு வாரத்தில் ஜான்சீ... என்று அழைத்தால் தலையைத் தூக்கிப் பார்க்குமளவிற்கு முன்னேற்றம் தெரிந்தது. கேரட் ஜுஸ், சாதம் வடித்த கஞ்சி என திரவ உணவுகளைக் கொடுக்க ஆரம்பித்தோம். அடுத்ததாக ஊறவைத்த கொண்டைக் கடலை, இளம் கீரைகள் என்று மெதுவாக திட உணவுக்கு மாறத் தொடங்கினாள் ஜான்சி. “பரவாயில்லயே மாட்டக் காப்பாத்திட்டீயே” என்று அக்கம் பக்கத்தினர் அதிசயித்தனர். நாங்கள் எங்கே காப்பாற்றினோம்? அதற்கு வைத்தியம் பார்ப்பதை நிறுத்தினோம். மருந்து மாத்திரையை நிறுத்தினோம். இயற்கையிடம் அந்த மாட்டை ஒப்படைத்தோம். அவ்வளவுதான். இருபது நாட்களில் எழுந்து நிற்கவும், நடக்கவும் ஆரம்பித்தாள். இருபத்தைந்தாம் நாள் தன் மகள் ஷாலினிக்கு பால் தரவும் ஆரம்பித்தாள். முப்பதாம் நாள் நாங்கள் அவளிடம் ஆரம்பத்தில் எதிர்பார்த்த பதினோரு லிட்டர் பாலும் கறந்து காண்பித்தாள்.

இது எப்படி நடந்தது? பண்ணை வளர்ப்பு முறையில் மாட்டின் உடலில் தேங்கிய கழிவுகள்தான் இதற்குக் காரணம். இயற்கை முறையில் வளர்க்க ஆரம்பித்ததும் அதற்கேற்ற வகையில் தன்னைத் தயார்படுத்திக்கொள்ள கழிவுகள் வெளியேறத் துவங்கியுள்ளது. எங்களுடைய மருத்துவ அறிவு அதை சரியாக புரிந்துக்கொள்ளாமல் செய்த குளறுபடிகள்தான் இவ்வளவுக்கும் காரணம். இனி எது நடந்தாலும் பரவாயில்லை என்று முழுவதுமாக இயற்கையிடம் அடைந்த சரண்தான் மாட்டைக்

காப்பாற்றியது. இந்தப் புரிதல்தான், மாற்று மருத்துவத்தை நோக்கிய எங்களின் முதல் தேடலாக அமைந்தது.

பால் உணவா அல்லது கழிவா?

சரி. இவ்வளவு சிரமப்பட்டு மாட்டை வளர்த்து, அதனிடம் பதினோரு லிட்டர் பால் கறந்ததைப் பெருமையாக நினைக்கின்றோமே, அந்தப் பால் கழிவா உணவா? எல்லாப் பாலூட்டி உயிரினங்களும் தங்கள் குழந்தைகளுக்காகத்தான் தன் உதிரத்தைப் பாலாகப் புகட்டி தன் பிள்ளைகளை வளர்த்து வருகின்றன. அதில் சில ஜீவன்கள் மனிதர்களால் வளர்க்கப்படும் போது அவர்களுக்குக் கைமாறாக தன் கன்றின் தேவைக்குப் போக மீதம் உள்ள பாலை மனிதர்களின் உணவுத் தேவைக்காகவும் மனிதக் குழந்தைகளின் பால் பற்றாக் குறைக்காகவும் வழங்குகின்றது. இது அந்த விலங்குகளின் கருணை குணம், இயற்கை தந்த வரம் என்றெல்லாம் சொல்பவர்களுக்கு மத்தியில், பால் கன்றுக்குட்டியின் உணவு, அதைப் பசு விரும்பித் தருவதில்லை. நாம் அதை மாட்டிடம் இருந்து திருடுகிறோம் என்ற வாதம் மறுபுறமிருக்கிறது.

யானையைக் கூடத்தான் மனிதர்கள் வளர்க்கிறார்கள். சின்ன ஆடு கூட அரை லிட்டர் முதல் நான்கு லிட்டர் வரை பால் தரும்போது அவ்வளவு பெரிய யானை எவ்வளவு லிட்டர் பால் தர வேண்டும்? ஏன் மனிதர்களால் யானையிடம் பால் கறக்க முடியவில்லை? அதனால் பசு விரும்பித்தான் பால் தருகிறது. தாய்ப்பால் மட்டுமே குடிக்கும் பச்சிளங் குழந்தைகளுக்கு மாற்று பசும்பால் மட்டும் தானே. பசு நமக்கு தாய் போன்றது என்ற வாதமும் உள்ளது. மேலும் மூன்று வயதிற்குட்பட்ட குழந்தைகளின் மூளை வளர்ச்சியில் பால் முக்கியப் பங்காற்றுகிறது. அதனால் மூன்று வயது வரை பாலை செரிக்கும் திறன் குழந்தைகளின் வயிற்றுக்கு உள்ளது. மூன்று வயதிற்கு மேற்பட்டவர்களின் உடல் பாலைச் செரிக்க முடியாத நிலை அடைவதால் பால் உணவால் நன்மை ஏதும் இல்லை. உடல் நலக்கேடே அதிகமாகிறது, என்கிறது அக்கு பங்சர் மருத்துவம்.

சரி, அவரவர்கள் கருத்து அவரவர்களுக்கு. ஆனால், இந்தப் பால் கழிவா அல்லது உணவா என்று கேட்டால் வியாபார ரீதியாக தற்காலத்தில் கிடைக்கின்ற பால் கழிவுதான். உடல் தனக்குத் தேவையான எதையும் வெளியே அனுப்பாது. பால் கூட அப்படித்தான். கால்நடைகள் தன் கன்றின் தேவை போக மீதம் உள்ள தன் உடலுக்குத் தேவையில்லாத பாலைக் கழிவாக வெளியேற்றிவிடுகின்றன. இதுவும் ஒரு கழிவு நீக்கம் தான். பசுவின் கழிவு நமக்கு நல்ல உணவானது. இன்னமும் புரியவில்லையென்றால் நகரங்களில் பால் குடிக்கும் குழந்தைகளை வீட்டில் விட்டுவிட்டு, பஸ் பிடித்து வேலைக்குப் போகிறார்களே, அந்தத் தாய்மார்களைக் கேட்டுப் பாருங்கள் வேதனை புரியும்.

ஆம். வீட்டில் குழந்தை ஒவ்வொருமுறை பாலுக்கு அழும் போதும், வேலையிடத்தில் இருக்கும் அதன் தாய்க்கு மார்பில் பால் சுரக்கும். மாலையில் பணி முடிந்து வீட்டிற்குச் சென்று பால் தரும் வரை அந்தத் தாய்மார்களின் மார்பு வலி கண்டிப்பாக அவர்களுக்கு மட்டும்தான் தெரியும். இதற்கு பயந்துதான் மூன்றே மாதத்தில் தாய்ப்பாலை நிறுத்திவிடுகிறார்கள் வேலைக்குப் போகும் தாய்மார்கள். தன் குழந்தைக்கு மட்டுமே பால் தரும் தாய்மார்களுக்கே இந்த நிலை என்றால் பதினோரு லிட்டர் பாலை மடியில் சுரக்கும் பசுவின் நிலையை எண்ணிப் பாருங்கள்.

காலையில் கொஞ்சம் பாலை மட்டும் கன்றுக்கு ஊட்டி விட்டு, ஒட்ட ஒட்டக் கறந்துவிடுகிறோம். அடுத்த பால் கறக்கும் நேரம் வரை கன்றுக்கு பசியெடுக்கும் போதெல்லாம் அந்தத் தாய்ப்பசுவின் மடியில் பால் சுரந்து, தேங்கிக் கொடுக்கின்ற வலிதான் மாலையில் கறக்கின்ற பதினோரு லிட்டர் பால். இன்னும் கொடுமை என்னவென்றால், கணினி மயமாக்கப்பட்ட பண்ணைகளில் கன்றுக்குப் புட்டிப் பால் கொடுத்துவிட்டு தாய்ப்பசு கம்ப்யூட்டர் மிஷினுக்குப் பால் தருகிறது. கன்றுக்கு நேரடியாகப் பால் ஊட்டினால் நோய் வருமாம்.

நாள் முழுவதும் மாட்டையும் கன்றையும் பிரித்து வைத்து விட்டு காலை, மாலை மட்டும் பால் கறக்கிறீர்களே. பசுவையும் கன்றையும் ஒன்றாகவே மேயவிட்டுப் பாருங்கள், கறக்க பாலே இருக்காது.

பால் மாட்டின் கழிவு என்றால் அதைக் காலம் காலமாக நம் மக்கள் உணவாகத்தானே பயன்படுத்தி வருகிறார்கள். இதில் என்ன தவறு என்கிறீர்களா? நம் பக்கத்து நல்ல ஆரோக்கியமான நாட்டுமாடு காலையில் மேய்ச்சலுக்குப் போய் மாலையில் வீடு திரும்பும். பருவம் வந்தால் காளை மாட்டோடு இனச்சேர்க்கைக்கு விடுவார்கள். இப்படி இயற்கையாக மேய்ந்து உணவுண்டு, இனச்சேர்க்கையில் ஈடுபட்டு, கருவுற்று மருத்துவம் என்றால் என்னவென்றே தெரியாமல் கன்று போடும். அவற்றின் உடலும் மனதும் ஆரோக்கியமாக இருந்தது. இவ்வளவு ஆரோக்கியமான பசு சுமாராக மூன்று அல்லது நான்கு படி பால்தான் கறக்கும். கன்றுக்குட்டி குடித்தது போக பசுவின் மடியில் மீதம் இருக்கின்ற பாலைக் கறந்து வெளியேற்றுவதன் மூலம் பசுவுக்கு நல்லதுதான் செய்தார்கள். அந்தப் பசும்பால்தானே தாயில்லா குழந்தைகளுக்குத் தாய்ப்பாலாக இருந்தது. அந்த பாலைத்தான் அமிர்தத்துக்கு சமமாக நம் முன்னோர்கள் மதித்தார்கள். ஆயுர்வேதம், சித்த மருத்துவத்திலும் மருந்தாகப் பயன்படுத்தினார்கள்.

இப்போது இருக்கின்ற பசுக்கள் பத்து தலைமுறைக்கு மேலாக ஒருமுறை கூட காளை மாட்டைக் கண்ணால்கூடக் கண்டதில்லை. பிறகு எப்படி கன்று போடுகிறது என்று கேட்கிறீர்களா? எல்லாம் அஞ்சல் வழிக் கலவி (கல்வி இல்லை கலவி) முறைதான். அதென்ன அஞ்சல் வழி கலவிமுறை? ஆமாம் காளையின் உயிரணுக்கள் எங்கிருந்தோ பார்சலில் வரும். அதை பசுவின் கருப்பைக்குள் நேரடியாக ஊசி மூலம் செலுத்தி கருவுறச் செய்வார்கள். இப்போது சொல்லுங்கள். இது அஞ்சல் வழிக் கலவிதானே? சிரிக்கிற விஷயம் இல்லை இது. பசுவின் இயல்பான உடல் உணர்வுக்கு எதிரான எவ்வளவு பெரிய வன்முறை? மாடாகப் பிறந்து கொஞ்சமாவது சுதந்திரமாகவும், நிம்மதியாகவும், சொகுசாகவும் வாழ்கின்றன என்றால் அவை ஜல்லிக்கட்டுக் காளைகள்தான். அந்த ஜல்லிக்கட்டுக்கு எதிராகப் போராடும் மிருகவதை அமைப்பினர் யாரும் இந்தப் பசுக்களுக்கு காலம் காலமாக இழைக்கப்படும் இக் கொடுமையைக் கண்டுகொள்வதே இல்லை. ஒருவேளை பசுக்களுக்கு நியாயம் கிடைத்தால் இவர்களுக்கு காலையில் காபி கிடைக்காது என்கிற பயமாகக்கூட இருக்கலாம்.

இந்த விசயத்தில் யானைகள் எவ்வளவோ தேவலாம். காலம் காலமாக மனிதர்களுக்கு அடிமையாக (விசுவாசம் என்ற பெயரில்) இருந்தாலும் தனக்குப் பருவக் கிளர்ச்சி ஏற்படும்போது அந்த உணர்ச்சியை மதநீர் மூலமாக மற்றவர்களுக்குத் தெரிவிக்கின்றன. அப்போதும் கண்டுகொள்ளாமல் விட்டால் தன் அடக்கிவைத்த உணர்ச்சிகளை மனக்கழிவுகளை கோபமாக வெளிப்படுத்துகிறது. அந்த நேரத்தில் யார் அருகில் வந்தாலும் அவ்வளவுதான், தூக்கிப்போட்டு ஒரே மிதி. கண்ணில் தென்படும் அனைத்தையும் துவம்சம் செய்துவிடும். ஆமாம் சில சமயங்களில் யானைகள் தன்னுடைய பாகன்களைக்கூட கொன்றுவிடும். அரசாங்கமே இந்த வளர்ப்பு யானைகளுக்கு மதம் பிடிக்காமல் இருக்க, வருடத்திற்கு ஒருமுறை புத்துணர்வு முகாம் நடத்த உத்தரவு போட்டதே இந்த யானைகளின் போராட்டத்திற்கு கிடைத்த வெற்றி எனலாம். கலகம் பிறந்தால்தான் நியாயம் பிறக்கும் என்பது உண்மைதான். "அடி உதவற மாதிரி அண்ணன் தம்பிகூட உதவ மாட்டான்" பழமொழி சரியாகத்தான் இருக்கிறது.

ஒருவேளை பசு பெண் என்பதாலோ என்னவோ இந்த இனச்சேர்க்கை என்கிற அடிப்படை உரிமைகூட மறுக்கப்படுகிறது. சரி இப்படி மனசு ஒடுக்கப்பட்ட மாட்டின் மனக்கழிவு எங்கே போகும்? பாலாகத்தானே வெளிவரும். போதாக்குறைக்கு ஏற்கனவே பாலுணர்வு முடக்கப்பட்ட பசுக்களுக்கு மேலும் பாலுணர்வைத் தூண்டும் செயற்கை உணவுகள், மருந்து, ஊசிகள் என மேலும் மேலும் தூண்டப்படுவதால் மாட்டின் மொத்த மனக்கழிவும், உடற்கழிவும் பாலாக வெளியேறுகிறது. இதில் பால் உற்பத்தியைப் பெருக்கி விட்டோம் என்று பெருமை வேறு. இப்படிப் பசுவின் வேதனையைப் பாலாகக் குடித்தால் நல்லதா நடக்கும்? நீங்களே சொல்லுங்கள்.

எருது உழைப்பின் மூலம் கழிவை வெளியேற்றுகிறது

"**மாடா** உழைக்குறான்" என்பார்கள். உழைப்புக்கு உதாரணமாகச் சொல்வது எருதைத்தான். அந்த அளவிற்கு

உழைப்பிற்கு பெயர் பெற்றது எருது. அந்த உழைப்பிற்கு நாம் என்ன கைம்மாறு செய்திருக்கிறோம்? மாட்டிற்குக் காயடித்து (ஆண்மை நீக்கம்) அதனுடைய சந்தோஷத்தையெல்லாம் தடுத்து விட்டு உழைப்பை மொத்தமாகச் சுரண்டி உழைக்க முடியாமல் போனால் அடிமாட்டிற்கு விற்பதைத்தானே காலங்காலமாகச் செய்து வருகிறோம். மாட்டிற்கு மட்டுமில்லை. உழைக்கும் வர்க்கத்திற்கும் இந்த உலகில் இதுதான் மரியாதை. கடுமையாக உழைத்தாலும் ஒருவேளை உணவுகூட கிடைக்காமல் பசியால் துடிக்கின்ற மக்கள்தான் நாட்டில் அதிகம். இயற்கையே நமக்குக் கொடுத்த நோயென்று ஒன்று இருந்தால் அது பசி மட்டும்தான். அந்தப் பசியை சரியான முறையில் கையாண்டால் நாம் உண்ணும் உணவே நமக்கு மருந்தாகும்.

சரி, எருதைப் பற்றிப் பார்ப்போம். இவ்வளவிற்குப் பிறகும் அந்த மாடு எப்படி நோயில்லாமல் இருக்கிறது? எல்லாம் உழைப்புதான். கடுமையான உழைப்பின் மூலம் மாடு தன் கழிவை வெளியேற்றிக் கொள்கிறது. எந்த அளவிற்கு உடல் உழைப்பு இருக்கிறதோ, அந்த அளவிற்குத்தான் உடலின் சக்தி தேவையும் இருக்கும். பசியின் அளவும் அதற்கேற்றாற் போல்தான் இருக்கும்.

ஓய்வு கிடைக்கும் போதெல்லாம் மாடு அசை போட்டுக் கொண்டிருப்பதைக் கண்டிருப்பீர்கள். இந்த அசை போடுவதென்றால் என்ன? வயிற்றுக்குச் சாப்பிடும்போது நிம்மதியாக சாப்பிட வேண்டும். ஆடு, மாடு, மான் போன்றவை காட்டில் மேய்ந்துக் கொண்டிருக்கும் போது புலி வருமா, சிங்கம் வருமா என்று பயந்துகொண்டே நிம்மதியில்லாமல் உண்டால் எப்படி ஆரோக்கியமாக இருக்கமுடியும்? காட்டில் நிறைய உணவு இருந்தாலும், இந்த வகை விலங்கினங்கள் பசிக்கின்ற நேரத்தில் உண்ண முடியாது. தனக்கு ஆபத்தில்லாத நேரத்தில்தானே உண்ண முடியும். அப்போது எப்படி பசிக்கும் போது சாப்பிடுவது?

ரொம்பவும் கருணையுள்ள இயற்கை, எல்லாவற்றிற்கும் வழி வைத்திருக்கும். இந்த மாதிரியான மிருகங்கள் பாதுகாப்பான சூழ்நிலையில் கிடைக்கின்ற தாவரங்களை வேக வேகமாக உள்ளே தள்ளிக்கொள்ளும். அப்போது பசி இருக்கா, இல்லையா என்று கவலையில்லை. உண்ட அனைத்தையும்

இரைப்பையில் சேமித்து வைத்துக்கொள்ளும். இரைப்பையில் இருக்கின்ற உணவு நேரே சிறு குடலுக்குப் போகாது. இயற்கை அவைகளுக்கு இரைப்பையில் வேறு மாதிரி அமைப்பைக் கொடுத்துள்ளது. அவை பாதுகாப்பான இடத்தில் ஓய்வாகப் படுத்துக்கொண்டிருக்கும்போது அரைகுறையாக உண்ட உணவுகளைச் சிறு சிறு உருண்டைகளாக மீண்டும் வாய்க்குக் கொண்டுசென்று நன்றாக மெல்ல ஆரம்பிக்கும். இதைத்தான் அசை போடுவது என்பார்கள். மாட்டின் இரைப்பை நிறைய உணவு இருந்தாலும் தேவையான அளவு உணவைத்தான் அசை போட்டு இரைப்பைக்கு அனுப்பும். அதனால்தான் வெறும் வைக்கோலையும் தவிட்டையும் தீவனமாகக் கொடுத்தாலும் இந்த மாடுகள் ஆரோக்கியமாக வாழ்கின்றன.

நம்மில் நிறைய பேர் உணவு உண்பதை அவர்கள் நண்பர்களே "மாடு மாதிரி திங்கறான் பாரு" என்று கேலி செய்வார்கள். அந்த அளவிற்கு வேகவேகமாக உணவை உள்ளே தள்ளிக் கொண்டிருப்பார்கள். அதிகப்படியாக அவர்கள் கடித்து விழுங்க மட்டுமே பல்லைப் பயன்படுத்துவார்கள். கடைவாய் பற்கள் இருப்பதையே நிறைய பேர் சாப்பிடும்போது மறந்து விடுகிறார்கள். எப்போதாவது பல் வலி என்று வந்தால்தான் அந்தப் பற்கள் இருப்பதே நினைவிற்கு வருகிறது. உணவை நன்றாக மென்று உண்ண வேண்டும். அசைபோட முடியாத நாம், அசைபோடும் மாடுபோல் உணவுண்டால் என்ன ஆகும் என்று நீங்களே சொல்லுங்கள்.

பசியறிந்து, உண்ணும் அளவறிந்து உண்டால் நோயின்றி எருதைப்போல வலிமையாக வாழலாமே. அதை மறந்துவிட்டு உழைப்பிற்குத் தகுந்ததுபோல் உண்ணாமல் வருமானத்திற்குத் தகுந்ததுபோல் சாப்பிட்டால் தொந்தி வளர்ந்து, அதைக் குறைக்க ஓட ஆரம்பித்து ஓடி ஓடி கடைசிவரை மருத்துவமனை நோக்கியே ஓடிக்கொண்டிருக்க வேண்டியதுதான்.

பாம்பு பார்வை பெற்றது

ஊருக்கு ஒதுக்குப்புறமாக இருக்கின்ற எங்கள் வீட்டிற்கு அடிக்கடி பாம்புகள் வரும். எங்கள் வீட்டில் நிறையப் பறவைகளும் விலங்குகளும் வளர்த்து வந்ததால் இரை தேடி

பாம்புகள் வரும். அவற்றை நாங்கள் அடித்து விடுவோம். அல்லது விரட்டிவிடுவோம். இப்படித்தான் ஒருமுறை பாம்பு ஒன்று எங்கள் வீட்டிற்குள் வந்தது. நானும் என் மனைவியும் அதை விரட்ட முயற்சி செய்தோம். விரட்டும்போது மெதுவாக நகர்ந்தது. சுவர் இருப்பது தெரியாமல் முட்டிக்கொண்டது போன்ற செய்கைகளின் மூலம் அந்தப் பாம்பிற்கு கண் தெரியவில்லை என்பது உறுதியானது. சரி கண் தெரியாத பாம்புதானே என்ன செய்கிறது பார்ப்போம் என்று, அதை எங்கள் வீட்டு மாட்டுக் கொட்டகை ஓரமாக விரட்டி விட்டோம். பாம்பும் சமத்தாக மாட்டுக்கொட்டகையில் இருந்த இரும்புக்கட்டிலின் கீழே ஒரு மூலையில் போய்ச் சுருண்டு கொண்டது.

அது ஒன்றும் சாதாரண ஒதுக்குப்புறமான இடம் இல்லை. அதற்கு ஒரு பக்கத்தில் 'மணிலா வாத்து' முட்டைகளை அடைகாத்துக் கொண்டிருந்தது. மறுபுறம் சண்டைக்கோழி தன் முட்டைகளை அடைகாத்துக்கொண்டிருந்தது. பாம்பிருந்த கட்டிலின் மேல் மாட்டிற்கான தவிடு புண்ணாக்கு மூட்டைகள் அடுக்கி வைக்கப்பட்டிருந்தன. ஆடு, மாடு, புறாக்கள், வண்ணக்கிளிகள், எங்களின் காடைப் பண்ணையில் நான்காயிரம் காடைகள் என இவ்வளவு உயிரினங்கள் இருந்த இடத்தில் ஆபத்தான பாம்பைத் தங்க வைத்தோம். ஆனால் அந்தப் பாம்பு யாரையும் எதுவும் செய்யவில்லை. ஏனென்றால் அதுதான் இரையே எடுக்கவில்லையே. ஆமாம். அந்தப் பாம்பு எதுவும் உண்ணாமல் உயிரோடு உள்ளதா இல்லையா எனத் தெரியாத அளவிற்கு சுருண்டு கிடந்தது. இருபது நாட்களாகி இருக்கும், வழக்கமாக பாம்புகள் தோலுரிப்பதைப்போல இந்தப் பாம்பும் தன் தோலை உரித்தது. பிறகு வேகமாக ஓடிவிட்டது. அதற்குப் பிறகு எங்கள் வீட்டுப் பக்கம் வரவேயில்லை. பாம்பு தன் கண்ணில் ஏற்பட்ட குறையை பசித்திருத்தலின் மூலமும், முழு ஓய்வின் மூலமும் உடல் கழிவைத் தோலுரித்தலின் மூலமும் சரிசெய்துகொண்டது.

முயலும் (சோரியாஸிஸ்) தோல் நோயும்

வீட்டில் முயல் வளர்ப்பதைப் பார்த்திருப்பீர்கள். நாங்கள் கூட சிறு வயதில் முயல்கள் வளர்த்தோம். பஞ்சு பொம்மைகள்

போல் வெள்ளை, கருப்பு, செம்மண், சாம்பல் நிறமென்று பலவித நிறங்களில் பார்ப்பதற்கே அவ்வளவு அழகாக இருக்கும். வெள்ளை முயல்களின் இரத்த சிவப்பு நிறக் கண்கள் காண்பவரை மயக்கும். மற்ற முயல்களுக்கு கறுப்பு நிறக் கண்கள். ரோமங்கள் பட்டுப்போல மென்மையாக தடவிக் கொடுக்க அவ்வளவு இதமாக இருக்கும்.

முயல்களைத் தோட்டத்துப் பக்கம் விட்டால் போதும், மண்ணில் குழி தோண்டி உள்ளே போய் மறைந்துகொள்ளும். துரத்திக்கொண்டு போய் அதன் காதைப் பிடித்துத் தூக்கி வருவதைப்போல மகிழ்ச்சியான விளையாட்டு வேறு எதுவும் கிடையாது. ஈர மண்ணில் புரண்டு விளையாடினாலும் வெள்ளை முயல் வெள்ளையாகவேதான் இருக்கும். தோலில் அழுக்கே ஒட்டாது. அந்த அளவிற்குத் தன்னுடலை சுத்தமாக வைத்திருக்கும்.

குட்டி போடும் நாள் நெருங்கினால் போதும், பெண் முயல் மறைவான ஒரு மூலையில் குழி தோண்ட ஆரம்பிக்கும். குழி தோண்ட இடம் அமையாவிட்டால் மறைவான ஒரு மூலையில் புற்கள் இலைகளைக்கொண்டு மெத்தைபோல ஒரு கூடு அமைக்கும். பிறகு கழுத்து, மார்பு, வயிற்று பகுதிகளில் உள்ள ரோமங்களை வெடுக் வெடுக்கென பிடுங்க ஆரம்பிக்கும். என்ன வலிக்காதா என்று கேட்கிறீர்களா? வலிக்கத்தான் செய்யும். தாய்மை அந்த வலியைத் தாங்கிக்கொள்ளும். பிறகு பிடுங்கிய ரோமங்களைக்கொண்டு மென்மையான படுக்கை தயாரிக்கும். அதில் மூன்று முதல் ஒன்பது குட்டிகள் வரை போடும். கண் திறக்காமல் சிறிய எலிக்குஞ்சுகள் போன்றிருந்த குட்டிகள், தாயின் மார்புப் பகுதியிலுள்ள ரோமம் பிடுங்கப்பட்டிருப்பதால் பால் காம்புகளை எளிதில் அடையாளம்கண்டு தேடிப்போய் பால் குடிக்கும்.

பத்தாம் நாள் முயல் குட்டிகள் லேசான ரோமங்களோடு மெதுவாகக் கண் திறக்கும். பதினைந்தாம் நாள் சின்ன ரப்பர் பந்துகளைப்போல் புற்களைக் கடிக்கவும் துள்ளி ஓடவும் கற்றுக்கொள்ளும். அடுத்த பதினைந்து இருபது நாட்களில் தாய் மறுபடியும் குட்டி போடும். நான்கு அல்லது ஐந்து மாதங்களிலேயே முயல்களும் குட்டிகளுமாய் வீடே நிறைந்து ஆனந்தமாக இருக்கும். இதெல்லாம் சின்ன வயதில்

நடந்தது. எந்த எதிர்பார்ப்பும் இல்லாமல் ஆசைக்காக மட்டும் வளர்த்தோம். அவைகளும் ஆரோக்கியமாக இருந்தன.

வியாபாரரீதியாக நாங்கள் முயல் பண்ணை வைத்திருந்தோம். அனைத்தும் கலப்பின முயல்கள். இரண்டடி நீளம், இரண்டடி அகலம் அதேயளவு உயரம் உள்ள கூண்டுகளில் ஒரு கூண்டுக்கு ஒரு முயல் என்று தனித்தனியாக வைத்துப் பராமரிப்போம். பசுந்தீவனம், செயற்கை கலப்புத்தீவனம் என்று இரண்டையும் கலந்து கொடுப்போம். தின்றுவிட்டு சும்மா படுத்திருப்பதுதான் வேலை அப்போது தானே எடை கூடும்! இனவிருத்தி நாளன்று மட்டும்தான் ஆண் முயலிடம் சேர விடுவோம். அதுவும் இரண்டு சதுர அடி கூண்டுக்குள்தான். படுத்த இடத்திலேயே தீனி தின்பதால் முயல்கள் சீக்கிரம் வளர்ந்து விடும். அதிகபட்சம் ஐந்து கிலோ வரை எடை வரும் பண்ணை முயல்கள்.

பொதுவாக முயல்களுக்கு எந்த நோயும் வருவதில்லை. அந்த நம்பிக்கையில்தான் முயல் பண்ணையே ஆரம்பித்தோம். ஆனால் இப்போது முயல்களுக்கு கருச்சிதைவு ஏற்பட்டது. கால்நடை மருத்துவரை அழைத்து மருத்துவம் பார்த்தோம். சத்து பற்றாக்குறை இருப்பதாகச் சொல்லி சத்து டானிக்குகள் கொடுத்துவிட்டுச் சென்றார். சிறிது நாட்களிலேயே பண்ணை முயல்களுக்கு (சோரியாஸிஸ்) சொறி பிடிக்க ஆரம்பித்தது. மீண்டும் கால்நடை மருத்துவரை அழைத்து மருத்துவம் பார்த்தோம். ஊசி, மருந்து, களிம்புகள் என்று என்ன என்னவோ செய்து பார்த்தார் நாளுக்கு நாள் அதிகமானதே தவிர குறையவில்லை.

முயல்கள் சொறிந்து சொறிந்து உடலெல்லாம் புண்ணானது தான் மிச்சம். மருத்துவர் பண்ணை முயல்களுக்கு இப்படி வருவது சாதாரணம், கவலைப்படாதீங்க என்றார். எனக்கு ஒன்றுமே புரியவில்லை. பொதுவாக நாய்க்குத்தானே சொறி பிடிக்கும். நம் வீட்டில் நாய்க்குகூட சொறி பிடிக்கவில்லையே இது எப்படி வந்தது? ஒரே குழப்பம். விடை தெரியாமல் எல்லா முயல்களையும் விற்று விட்டேன். அதிகமாக சொறி இருந்த இரண்டு குட்டிகளை மட்டும் அப்படியே மண் தரையில் எந்த சிறப்பு கவனிப்புமில்லாமல் விட்டுவிட்டோம். என்னதான் ஆகிறது என்று பார்க்க. சிறிது நாட்களிலேயே அந்த இரண்டு குட்டிகளும் முற்றிலும் குணமாகி விட்டன.

அவற்றை குணப்படுத்தியது யார்? யாரும் குணப்படுத்தவில்லை. அவற்றின் மனதும், மண்ணும்தான் குணப்படுத்தியது. ஆமாம் முயல்களின் இயற்கையான குணமே எப்போதும் சுறுசுறுப்பாக ஓடியாடி விளையாடுவதும், மண்ணில் குழி தோண்டிப் படுத்துக் கிடப்பதும்தான். அவற்றின் இயக்கத்தை முடக்கி கூண்டிற்குள் அடைத்ததும் அவற்றை மண்ணில் வாழ விடாததும்தான் அவற்றின் நோய்க்கான காரணம் என்று புரிந்தது. இயற்கை வாழ்விற்குத் திரும்பிய உடன் அவற்றின் உடல் குணமாகிவிட்டது பாருங்கள்.

நம் குழந்தைகளும் முயல் குட்டிகள் போல்தான். இதையாவது ஏற்றுக் கொள்வீர்களா? ஒரு வயது, ஒன்றரை வயதில் பாருங்கள். குழந்தைகள் தத்தித் தவழ்ந்து நடக்க ஆரம்பிக்கும். மென்மையான தோல், கள்ளமில்லாச் சிரிப்பு, அப்போது அந்தக் குழந்தைகளுக்கும் முயல் குட்டிகளுக்கும் பெரிதாக வித்தியாசம் எதுவும் தெரியாது. மனதளவிலும் முயல் குட்டி போல்தான் துள்ளி ஓடிக்கொண்டே இருப்பார்கள். மண்ணில் விளையாடுவதுதான் அவர்களுக்கு மிகவும் பிடிக்கும். வாய்ப்பு கிடைக்கும்போதெல்லாம் வாயார மண்ணைத் தின்று, அம்மாவிடம் அடியும் வாங்குவார்கள். நம்மையெல்லாம் சிறு வயதில் நாட்டு முயல்ளைப் போலத்தான் வளர்த்தார்கள். ஐந்து அல்லது ஆறு வயது வரை மூக்கு ஒழுகிக்கொண்டும் மண்ணில் ஓடியாடியும் திரிந்தோம். சில பிள்ளைகளுக்கு அந்த வயதுவரை டவுசர் போடக்கூடத் தெரியாது. ஆறு வயதுக்குப் பிறகுதான் டவுசர்மாட்டி பள்ளியில் சேர்த்துவிடுவார்கள். அப்போதெல்லாம் குழந்தைகளுக்கு இவ்வளவு நோயா வந்தது?

இப்போது மட்டும் ஏன் குழந்தைகளுக்கு இவ்வளவு நோய்கள் வருகின்றன? நாம் பண்ணை முயல் மாதிரித்தானே பிள்ளைகளை வளர்க்கிறோம். என்ன புரியவில்லையா? குழந்தைகள் நடக்க ஆரம்பித்ததும் உடனே பள்ளியில் சேர்த்து விடுகிறோம். பேச ஆரம்பித்தவுடன் ‘சைலன்ட்’ என்று தடை போட்டு விடுகிறோம். வகுப்பில் ஆசிரியர் சொல்லும் போதுதான் பேசவேண்டும். அவர்கள் சொல்லும் போதுதான் தண்ணீர் குடிக்க வேண்டும். அவர்கள் சொல்லும் போதுதான் ஒன்னுக்கு போகவேண்டும். குழந்தைகளை வேகவேகமாகப் பள்ளிக்கு அனுப்பும் அவசரத்தில் அவர்களுக்குப் பசி இருக்கிறதா இல்லையா என்றுகூட தெரியாமல் அவர்களின் வாயில் உணவைத் திணிக்கிறோம்.

அதுவாவது இயற்கையாக விளைந்த நல்ல உணவா என்று பார்த்தால் ஏதோ பேக்டரியில் செய்த ரப்பர்போல் இருக்கிறது. இவ்வளவிற்கும் பிறகு அந்தக் குழந்தைகள் என்ன செய்வார்கள்? ஹைபிரீட் முயல் போல அவர்களுக்கும் ஆயிரம் தொந்தரவுகள். குழந்தைகளின் பிரச்சினையைக் குழந்தைகளிடம் தேடாமல் அவர்களை அவசர அவசரமாக பள்ளிக்கு அனுப்பிவிட்டு அவர்களின் பிரச்சினைக்கான தீர்வை டிவி விளம்பரங்களில் தேடிக்கொண்டுள்ளோம்.

கொக்.. கொக்.. கோழிகள்

நாட்டுக்கோழி வளர்த்திருக்கிறீர்களா? வாய்ப்பிருந்தால் வளர்த்துப் பாருங்கள். பெட்டைகளும் சேவலுமாக வீட்டைச் சுற்றிச் சுற்றி வரும். இரைந்து கிடக்கும் தானியங்களையும் உணவுத் துணுக்குகளையும் பொறுக்கிவிட்டு குப்பையைக் கிளற ஓடிவிடும். அடுத்த வீட்டுக் குப்பையைக் கிளறிவிட்டால் போதும் உடனே சண்டை ஆரம்பித்துவிடும். அப்போது எல்லாம் ஊரில் டிவி ஏது? இந்தக் கோழிக்காகப் போடும் சண்டைதான் மக்களின் பொழுதுபோக்கு.

கோழிகள் அளவில்லாமல் தின்று கொண்டேயிருக்கும். குபேர பட்டிணத்தையே தின்று காலி செய்துவிடும் என்றெல்லாம் விளையாட்டாகச் சொல்வார்கள். அந்த அளவிற்கு தானியங்கள், புழு பூச்சிகள், தேள், பூரான், சிறு பாம்புகள், பல்லிகள் உட்பட எதையுமே விட்டு வைக்காமல் விழுங்கிக்கொண்டேயிருக்கும். வாயில் பல் இல்லை என்பதால் விழுங்கி விடுகிறதே, வயிற்றில் மட்டும் பல் இருக்கிறதா செரிக்க. இதற்கும் ஓர் உபாயம் உள்ளது. உணவோடு சேர்த்து சிறு கற்களையும் மண்ணையும் விழுங்கிவிடுகிறது. பல் இல்லாத பறவைகளுக்கு இயற்கை கொடுத்த வரம்தான் அரைவைப்பை. இந்த அரைவைப்பையின் மூலம் இரைப்பையில் உள்ள உணவுகள் அரைக்கப்பட்டு சிறு குடலுக்கு அனுப்பப்படும். "இப்படி கோழிங்க மட்டும் எப்பவும் தின்றுகொண்டே இருக்கே. அது மட்டும் சரியா?" என்று நீங்கள் கேட்பது புரிகிறது. எல்லாம் முட்டையிட ஆரம்பிக்கும்வரை தான் இந்த அன்லிமிட்டட் சாப்பாடு.

முட்டை இட ஆரம்பித்துவிட்டாலே வீட்டில் எல்லோருக்கும் சந்தோஷம்தான். ஒரு நாட்டுக் கோழி ஏழிலிருந்து இருபத்தோரு முட்டைகள் வரை இடும். முட்டையிட்டு முடிந்தவுடன் கோழி அடைகாக்கத் துவங்கிவிடும். சில முட்டைகளை உணவுக்கு எடுத்துக்கொண்டு மீதி முட்டைகளை கோழியிடமே அடைகாக்க வைத்து விடுவோம். கோழியும் தன் இறக்கைக்குள் முட்டைகளை மறைத்துக்கொண்டு அடைகாக்க ஆரம்பித்து விடும். அடை காக்கும் பருவம் இருபத்தோரு நாட்கள்.

இந்த நாட்களில் கோழி கடுமையான தவம் புரிகிறது என்றுகூடச் சொல்லலாம். இரண்டு மூன்று நாட்களுக்கு ஒருமுறைதான் கோழி அடைகாக்கும் இடத்தைவிட்டு வெளியேவரும். வந்தவுடன் கழிவு நீக்கம். ஆம் முதலில் மலம் கழித்துவிட்டு ஓடிப்போய் தண்ணீர் குடிக்கும். பிறகு குப்பைமேட்டிற்குப் போய் தன் உடல் முழுவதும் புழுதி மண்ணை அள்ளிப் போட்டுக்கொண்டு கொஞ்ச நேரம் அப்படியே வெயிலில் படுத்துக்கிடக்கும். பிறகு மண்ணை உதறிவிட்டு நேராக அடை காக்குமிடத்திற்குச் சென்றுவிடும். எப்பொழுதாவது சிறிது தானியங்களை எடுத்துக்கொள்ளும். எந்த நேரமும் தின்று கொண்டேயிருந்த கோழி இப்போது உணவின் மேல் நாட்டம் கொள்வதில்லை. நன்றாகச் சாப்பிட்ட உடலின் சேமிப்பெல்லாம் ஏற்கனவே முட்டையாக வெளிவந்து விட்டது. போதாக்குறைக்கு இப்போது பட்டினி வேறு. கோழியின் எடை மிகவும் குறைந்துவிட்டிருக்கும். நடப்பதுகூட மிகவும் மெதுவாக இருக்கும்.

இருபத்தோராம் நாள் குஞ்சு பொறியும் நாள். சின்ன சின்ன கோழிக் குஞ்சுகள் கீச் கீச்சென்று கத்திக்கொண்டு தாயின் காலை சுற்றிவருவது பார்க்கவே ரம்மியமாக இருக்கும். அழகில் மயங்கி அருகில் போனால் ஆபத்துதான். வெறி பிடித்ததுபோல பறந்து வந்து தாக்கி இரத்தம் பார்க்காமல் விடாது அந்தப் பெட்டைக்கோழி. இவ்வளவு தைரியம் எப்படி வந்தது? மனிதர்கள் மட்டுமில்லாமல் நாய், பூனை பருந்து, காகம் என்று எதையும் நெருங்கவிடாது. காகம் ஒரு கோழிக்குஞ்சைத் தூக்கிச் சென்றால் போதும், காகத்திற்கு இணையாகப் பறந்து சென்று தன் குஞ்சை மீட்டு வரும். இதற்கு முன் அந்தக் கோழி அவ்வளவு உயரம் பறந்து யாரும் பார்த்திருக்க மாட்டார்கள்.

இத்தனை நாட்கள் பட்டினியிருந்த கோழிக்கு இவ்வளவு ஆற்றல் எப்படி வந்தது? தாய்ப்பாசம் என்கிறீர்களா! உண்மைதான். பாசத்துக்குத் தகுந்த பலத்தை யார் தந்தது? அதுதான் இயற்கையின் பேராற்றல். இது எப்படி கோழிக்குக் கிடைத்தது என்கிறீர்களா? பஞ்சபூதங்களின் மூலமாகக் கிடைத்ததுதான் இந்த ஆற்றல். ஆமாம் இந்த பூமி நெருப்பு, நிலம், காற்று, நீர், ஆகாயம் என்று ஐம்பெரும் சக்திகளால் ஆனது. பிரபஞ்சத் தோற்றத்திலிருந்து உயிரினங்களின் உருவாக்கம், இயக்கம் மற்றும் அழிவு வரை அனைத்துமே இந்தப் பஞ்ச பூதங்களின் ஒத்துழைப்போடுதான் நடக்கிறது.

கோழி உணவின் மூலம் பெற்ற சக்தியனைத்தையும் முட்டையிடும் காலத்தில் பாதியும், அடைகாக்கும் காலத்தில் மீதியும் செலவழித்து விட்டது. அடைகாக்கும் காலத்தில் அது இருந்த தவம் மற்றும் செய்த செயல்கள்தான் இந்த சக்தியைப் பெற்றுத்தந்தது.

வெறும் தண்ணிர் குடித்து நீரின் சக்தியையும்

மண்ணை அள்ளி மேலே போட்டுக்கொண்டதன் மூலம் நிலத்தின் சக்தியையும்

சூரிய ஒளியில் படுத்திருந்து நெருப்பின் சக்தியையும்

வாசத்தின் மூலம் காற்றின் சக்தியையும்

அடைகாத்தலின் போது மேற்கொண்ட தவ வாழ்க்கை (பிரபஞ்ச) ஆகாய சக்தியையும் பெற்றுத்தந்தது.

கிட்டத்தட்ட மூன்று அல்லது நான்கு மாதம்வரை அரை வயிறு கால் வயிறு உண்டு தன் குஞ்சுகளை வளர்த்து, அவை பெரியவைகள் ஆனதும் அவை தனித்து வாழவேண்டி விரட்டி விடுகிறது. மீண்டும் முன்போல நாள் முழுவதும் உண்ண ஆரம்பிக்கிறது, அடுத்த ஒரு மாதத்தில் மறுபடியும் முட்டையிடுவதற்காக.

சேவல்கள் எப்படி ஆரோக்கியமாக இருக்கின்றன என்று கேட்கிறீர்களா? நாட்டுச் சேவல்கள் மேய்வதைப் பாருங்கள். அவை எப்போதும் நான்கைந்து பெட்டைகளுடன்தான் சுற்றிக்கொண்டிருக்கும். கிடைக்கும் எந்த இரையையும்

பெட்டைகளுக்குப் பங்கு போட்டுக் கொடுத்துவிட்டு அவைகள் உண்பதை வேடிக்கை பார்க்கும். வேறு சேவல்கள் அந்தப் பக்கமாக வந்தால் தன் ஏரியாவுக்குள் விடாது. சண்டை போட்டு விரட்டி அடித்து விடும். நாள் முழுவதும் இப்படியே போக்கிரித்தனமாக வம்பிழுத்து, ஊர் சுற்றிவிட்டு மாலை வந்தால் மட்டும் வயிறார உண்டு இருப்பிடம் திரும்பும். அதிகாலை கூவி எல்லோரையும் எழுப்பிவிட்டு தானும் எழுந்து விடும். அந்தக் காலங்களில் எல்லாம் அலாரம் ஏது? ஏற்றம் இறைக்க, ஏர் உழ செல்பவர்களுக்கு இந்தச் சேவல் கூவுவதுதான் அலாரம். ஜாமத்து கோழி அதிகாலை மூன்றரை அல்லது நான்கு மணிக்கே கூவி எழுப்பிவிடும். நாள் முழுவதும் சுறுசுறுப்பும் குறைவான உணவும் விடியற்காலை எழுவதும்தான் சேவலின் ஆரோக்கிய இரகசியம்.

சரி, இந்தக் கோழிகளுக்கு நோயே வராதா என்றால் கண்டிப்பாக வரும். ரசாயன உரங்களைப் பயன்படுத்துவதாலும் பூச்சிக் கொல்லிகளைப் பயன்படுத்துவதாலும் நம்மைச் சுற்றியுள்ள நிலமும் தானியங்களும் நச்சுத்தன்மை அடைந்துள்ளது. அதை உண்ணும் கோழிகளுக்கும் கண்டிப்பாக நோய் வரத்தானே செய்யும். கோழிகளின் எண்ணிக்கை அதிகமாகிக் கொண்டே போகும்போது இயற்கையும் அதைக் கட்டுப்படுத்த சில வழிகளை வைத்திருக்கும். வழக்கமாக பருவநிலை மாற்றங்களின்போது அனைத்து உயிரினங்களும் புத்துணர்ச்சி பெறும். தங்கள் உடல்களின் கழிவுகளை வெளியேற்ற அவைகளின் உடலே காய்ச்சலை ஏற்படுத்திக்கொள்ளும்.

மற்ற உயிரினங்களைப் போல கோழிகளும் காய்ச்சல் வந்தால் உணவு எடுக்காமல் ஓய்வு தேடி உறங்கிக் கொண்டிருக்கும். கோழிகள் வெள்ளை நிறத்திலும், பச்சை நிறத்திலும் கழிய ஆரம்பிக்கும். கழிவு வெளியேறி கோழிகள் குணமாகும்வரை யார் பொறுமையாயிருப்பது? உடல்நிலை சரியில்லாத கோழிகள் தெரு நாய், பூனை போன்றவற்றிற்கு எளிதில் இரையாகிவிடும். சில கோழிகள் இறந்தும் விடும். இதையெல்லாம் தடுக்க நோய்கண்ட கோழிகளை வளர்ப்பவர்களே இறைச்சியாக்கி விடுவர். ஏழை வீட்டில் கோழிக்குழம்பு வாசம் அடித்தால் ஒன்று மனிதனுக்கு நோவு அல்லது கோழிக்கு நோவு" என்று பழமொழி கேட்டு இருப்பீர்களே. இதில் இன்னொரு விசேஷம் என்னவென்றால், வழக்கமாக கோழிகளுக்கு ஆடி மாதம்

கழித்தும் தை மாதம் கழித்தும்தான் நோய் வரும். அந்த இரு மாதங்கள்தான் நம்ம ஊர்பக்கம் கோவில்களில் விசேஷங்கள் நடைபெறும் காலம். கூவுகின்ற சேவல்களை எல்லாம் மொத்தமாகக்கோவிலுக்குக் கொண்டுபோய் விடுவார்கள்.

இப்படிச் சேவலும் பெட்டைகளும் போய்விட்டால் மொத்தக் கோழியினமும் அழிந்து விடாதா? அப்படியெல்லாம் ஆகிவிடாது அதற்குத்தான் அடை வைத்து இருக்கின்றோமே. அடுத்த வாரம் கோழிகளும் குஞ்சுகளும் வெளிவந்து மறுபடியும் ஊரே நிரம்பி விடும்.

உம்மனா லூஞ்சி பிராய்லர் கோழிகள்

கோழியைப் பற்றி பேசிவிட்டு கோழிக் கறியைப் பற்றிப் பேசாமல் போனால் எப்படி? நாட்டுப்புற மக்களின் வாழ்வியலில் இந்தக் கோழியின் இறைச்சி உணவாகவும் மருந்தாகவும் முக்கிய இடம் வகிக்கிறது. பெண் குழந்தைகள் பூப்படையும்போது நாட்டுக்கோழி முட்டையை பச்சையாக அவர்கள் வாயில் ஊற்றி அதற்குச் சமமான அளவு நல்லெண்ணெயும் குடிக்க வைப்பார்கள். சிலம்ப வாத்தியாரிலிருந்து குஸ்தி பயில்வான் வரை பரிந்துரைப்பது நாட்டுக் கோழி முட்டையும் வெடக்கோழி குழம்பும்தான். ஊரில் வம்பிழுத்து அடி வாங்கி வரும் கைப்பிள்ளைகளுக்கு, மார்பிலும் முதுகிலும் உள்ள ரத்தக் கட்டு நீங்க நிறைய நல்லெண்ணெய் ஊற்றி நாட்டுக்கோழிக் குழம்பு வைத்துக் கொடுப்பார்கள். நாய் கடித்தாலோ மஞ்சள் காமாலை வந்தாலோ கொஞ்ச நாளைக்கு கோழிக்கறி கொடுக்கக்கூடாது என்பார்கள். சிகிச்சைக்காகக் கொடுக்கப்படும் நாட்டு மருந்துகளை இந்தக் கோழிக்கறி முறித்துவிடுமாம். அதனால் நாட்டு மருத்துவர்களின் பத்திய பட்டியலில் இந்த கோழிக்கறிதான் முதலாவதாக இருக்கும். கோழி இறைச்சியை சமைத்தோ பச்சையாகவோ ஓர் இரவு கழித்து மறுநாள் உண்ணக்கூடாது, நஞ்சாகிவிடும் எனும் நம்பிக்கையும் உள்ளது.

இந்தக் கதையெல்லாம் நாட்டுக் கோழிக்கறிக்குத்தான். பிராய்லர் கோழிக்கறிக்கு எந்தக் கட்டுப்பாடும் கிடையாது. ஏனென்றால் பிராய்லர் கோழி வளர்ப்பு முறையே வேறாயிற்றே. ஒரு நல்ல

நாட்டுக்கோழி ஆறு மாதம் வளர்ந்தால்தான் முக்கால் கிலோ முதல் ஒரு கிலோ வரை எடை வரும். ஆனால் இந்த பிராய்லர் கோழிகள் பிறந்த நாற்பது நாட்களில் இரண்டரை கிலோ எடை வரை வளர்கிறது. இவ்வளவு சீக்கிரம் வளர இரசாயனம் கலந்த அடர் தீவனம் கொடுக்கப்படுகிறது. ஏற்கனவே அதிகம் உண்ணும் கோழிகளுக்கு மேலும் பசியைத் தூண்டும் மருந்துகள், செரிமானத்தை அதிகப்படுத்தும் வளர்ச்சி ஊக்கிகள், கல்லீரல் பணிகளை துரிதப்படுத்தும் மருந்துகள் எனத் தொடர்ந்து கொடுக்கப்பட்டு வருகிறது.

இவ்வளவு இரசாயனங்கள் உள்ளே போகிறதே கோழியின் உடல் கழிவு வெளியேற்றம் செய்யாதா என்கிறீர்களா? அதையும் தடுப்பூசி ஆன்டிபயாடிக் மருந்துகள் கொடுத்து அடக்கி விடுகிறார்கள். எப்படியும் இறப்பதற்குள் இந்தக் கழிவுகளை வெளியேற்றிவிடலாம் என்று இந்தக் கோழிகளும் தம் கட்டி வேகமாக வளர்கின்றன. ஆனால் அவற்றிற்குச் சாகக்கூட நேரமில்லையே. என்ன புரியவில்லையா? நாற்பது நாட்களில் கொல்லப்படும் பிராய்லர் கோழிகள் இயற்கையாக இறப்பதற்குக்கூட அவகாசமில்லை. பிறகு எப்படி சாகும் முன் கழிவு வெளியேற்றம் பண்ணும்? செத்த பிறகு உண்பவர்களின் வயிற்றில்தான் தன்னுடைய இரசாயனக் கழிவுகளை வெளியேற்றும்.

இத்தகைய இரசாயனக் கழிவுகள்தான் நமது பெண் பிள்ளைகளைப் பதின்ம வயதை எட்டுவதற்கு முன் 10,12 வயதிலேயே பூப்படைய வைக்கின்றன.

ஆண் குழந்தைகள் தேவைக்கு அதிகமாக பிடிவாதம் பிடிக்கின்றனர். போதைக்கு அடிமையாகின்றனர்.

இதையெல்லாம் கவனிக்க நமக்கு எங்கே நேரம் இருக்கின்றது. தவணை வண்டியில் சர் புர் என்று ஓடிக் கொண்டுள்ளோம்.

கானக மயில்கள்

நம் தேசியப் பறவை மயிலின் அழகே தனி. அதிலும் ஆண் மயில் தோகையை விரித்து ஆடும்போது இயற்கையின் அத்தனை

வர்ண ஜாலங்களையும் இந்த ஒரே பறவையில் பார்த்து விடலாம். அவ்வளவு அழகு. நாம்கூட சின்ன வயதில் மயிலிறகை புத்தகத்தில் வைத்து குட்டி போடும் என்று நம்பியிருக்கிறோம். இது வன விலங்குப் பட்டியலில் வரும் காட்டுப்பறவை ஆனாலும் கோவில்கள், தோப்புகள், பண்ணைகள் என்று மனிதர்கள் கண்ணில்படும் இடங்களிலேயே வாழ்ந்து வருகிறது.

இவை கோழியினத்தைச் சேர்ந்த பறவை என்பதால் இவற்றின் வாழ்க்கை முறையும் கிட்டதட்ட கோழி மாதிரிதான் இருக்கும். ஆனால் ஒரே ஒரு வித்தியாசம் பெட்டைக் கோழிகளைப் போன்றே பெண் மயில்களும் அடைகாத்தலின் போது தன் உடலைக் கழிவு நீக்கம் செய்து புதுப்பித்துக் கொள்கின்றன. ஆனால் முட்டையிடும் காலம் முடிந்து பெண் மயில் அடைகாக்கச் சென்ற பிறகு ஆண் மயில்கள், சேவலைப்போல அடுத்த பெட்டையைத் தேடிப் போகாமல் தன் அழகான தோகைகளை உதிர்த்து விடுகிறது. பெண் மயில் குஞ்சுகளை வளர்த்து அடுத்த முட்டையிடும் பருவத்திற்கு வரும்போது இனக் கவர்ச்சிக்காக இதற்கும் முன் போலவே அழகான தோகை வளர்ந்து விடுகிறது. இப்படி ஆண் மயில் தன் தோகையை உதிர்த்துக் கொள்வதும் ஒருவகை கழிவு நீக்கம்தான். நம்மில் சிலர்கூட மனைவி தலைபிரசவத்திற்கு சென்ற சமயத்தில் ஷேவிங் செய்யாமல் மீசை தாடியுடன் அழகைக் குறைத்துக்கொண்டு இருப்பதைப் பார்க்கும்போது ஆண் மயில்தான் நினைவுக்கு வருகின்றது.

பட்டுப்பூச்சி

பட்டுப் புடவைகள், பட்டு வேட்டி சட்டைகள், அங்கவஸ்திரம், பெண் பிள்ளைகள் உடுத்தும் பட்டுப் பாவாடை, சட்டை என நம் நாட்டுக் கலாசார ஆடையாக காலம் காலமாக இருந்து வருவது பட்டுத் துணிகள். காஞ்சிபுரம் பட்டு, ஆரணி பட்டு, பணாரஸ் பட்டு என பலவகைகள் இருந்தாலும் பட்டுத் துணியின் பூர்வீகம் சீன தேசம்தான். பண்டைய வரலாற்றைப் பார்க்கும்போது சீனாவிலிருந்து அயல் நாடுகளுக்கு பட்டு வியாபாரத்திற்கு எடுத்துச் சென்ற பாதை பட்டுப் பாதை *(Silk Root)* என்று இன்றளவும் சொல்லப்படுகிறது.

இவ்வளவு சிறப்பு வாய்ந்த நம் செல்வச் செழிப்பைக் காட்டக்கூடிய, விலை உயர்ந்த பட்டுத் துணிகள் ஒருவகை புழுக்களின் கழிவு என்பது நம்மில் எத்தனை பேருக்குத் தெரியும். ஆம் கூட்டுப் புழு பருவத்தில் உள்ள பட்டுப் புழுக்களின் கூடுகளில் இருந்து பட்டு நூல் பிரித்தெடுப்பதைப் பட்டு வளர்ப்புப் பண்ணைகளில் போய் பார்த்தால் தெரியும். சின்னச்சின்ன அட்டைகளில் பட்டுப்பூச்சிகளின் முட்டைகளை மல்பரி இலைகளின் நடுவே வைத்து முட்டை பொரிய தகுந்த சூழலை ஏற்படுத்தியிருப்பார்கள். முட்டைகள் பொரிந்து சிறிய புழுக்கள் வெளிவர ஆரம்பிக்கும். பிறந்ததிலிருந்தே புழுக்கள் மல்பரி இலைகளை வேகமாகத் தின்ன ஆரம்பிக்கும். எந்த நேரமும் தின்று கொண்டேயிருப்பதால் புழுக்கள் வேகமாக வளர ஆரம்பிக்கும். புழுக்கள் தங்கள் உச்சகட்ட வளர்ச்சியை அடையும் போது கிட்டத்தட்ட கட்டை விரலின் தடிமனும் நடுவிரலின் நீளத்திற்கும் இருக்கும். இப்போது புழு இறக்கை முளைத்து பட்டுப் பூச்சியாக மாறும்நாள் வந்துவிட்டது. இவ்வளவு எடை உள்ள புழு எப்படிப் பறக்கும்? காற்றை விட லேசாக இருந்தால்தானே பறக்க முடியும். இந்தப் புழுவோ வளர்ந்த முப்பது நாற்பது பட்டுப் பூச்சிகளின் எடையை விட அதிகமாக எடை கொண்டுள்ளதே. எடையை முதலில் குறைக்க வேண்டும்.

புழு தன் எடையைக் குறைக்க, பெட்டைக் கோழி அடைகாத்தலின் போது மேற்கொண்ட தவ வாழ்க்கையைத்தான், இப்போது இறக்கை வேண்டி இயற்கையை நோக்கி மேற்கொள்ளப்போகிறது. புழு முதல் நடவடிக்கையாக உணவு உண்பதை நிறுத்துகிறது. அதிகமாக உண்டு உடலில் தேவைக்கு அதிகமாக சேமித்து வைத்துள்ள சக்தியை தன் எச்சில் மூலம் கழிவாக வெளியேற்றுகிறது.

தவமிருக்க, பாதுகாப்பான இடம் தேவைப்படுமே! இயற்கை அதற்கும் ஒரு வரம் கொடுத்துள்ளது. ஆம். புழுக்களின் உடலில் தேங்கியுள்ள அதிகப்படியான சக்தி எச்சிலின் மூலம் மெல்லிய வலிய நூல் இழையாக வெளியேறுகிறது. அந்த நூலிழையை, புழு தன் உடலைச் சுற்றி ஒரு கூட்டை உருவாக்கி, அதற்குள் தன்னைதானே சிறை வைத்துக்கொள்கிறது. இதைக் கூட்டுப் புழு பருவம் என்பர். இந்தக் கூட்டுப் புழு பருவத்தில் புழு உணவின் மூலம் தன் உடலில் சேமித்த அனைத்தையும் கழிவாக வெளியேற்றிவிட்டதாலும், மேலும் உணவு உண்ணாமல்

இயற்கையை நோக்கி ஒரு கடும் தவம் இருப்பதாலும் அதன் உடல் மெலிந்து காற்றைவிட லேசானதாகிறது. இந்தக் கூட்டைக் கையால் கிழித்துப் பாருங்கள். கண்டிப்பாக முடியாது. இவ்வளவு பலம் வாய்ந்த கூட்டை விட்டு புழு எப்படி வெளியே வரும்? இயற்கை எதுவும் செய்யும். தவத்தின் பலனாக இந்தப் பிரபஞ்சம் அந்தப் புழுவிற்கு இறக்கைகளை அளித்து கூட்டை உடைத்து வானில் சுதந்திரமாகப் பறக்கவிட்டு அழகு பார்க்கிறது.

பட்டுப் பூச்சி மட்டும் அல்லாமல் கொசு, ஈக்கள் முதல் பல வண்ண வண்ணத்துப் பூச்சிகள் வரை ஏராளமான பூச்சியினங்கள் இப்படித்தான் புழுவிலிருந்து பறக்கின்ற பூச்சிகளாக மாறுகின்றன. ஆனால் இந்தப் பட்டுப் பூச்சியிலிருந்தும், தேனீக்களிடமிருந்தும்தான் மனிதர்களுக்கு நேரடியாக தேவைப்படும் விலை மதிப்பில்லா பொருட்கள் கிடைக்கின்றன. அதனால்தான் மற்ற பூச்சியினங்களெல்லாம் மனிதனால் அழிக்கப்பட்டுவரும் நிலையில் இந்தத் தேனீக்களையும் பட்டுப் பூச்சிகளையும் மட்டும் மனிதர்கள் காலம் காலமாக வளர்த்து வருகிறார்கள். மக்களுக்கு உணவு உற்பத்தி செய்கின்ற விவசாயிகளெல்லாம் பசியில் தற்கொலை செய்துக் கொள்ளும் இந்தக் காலத்தில் பட்டு விவசாயிகளை மட்டும் இந்தப் பட்டுப் புழுக்கள்தான் கொஞ்சம் காப்பாற்றி வருகின்றன.

தேவைக்கு அதிகமாக உள்ளது கழிவு என்பது எவ்வளவு உண்மையோ, அதேபோல் இயற்கை படைத்த எதுவுமே இந்த உலகத்தில் வீணாவது இல்லை. ஒன்றின் கழிவு மற்றொன்றின் உணவு. இதுதானே இயற்கை சுழற்சி. அதேபோல் தான் ஒருவரின் கழிவு மற்றொருவருக்கு சொத்தாகிறது. ஒரு சாதாரண புழுவின் கழிவை மனிதன் முறையாக பயன்பாட்டில் கொண்டு வந்ததால் செல்வமாகிறது.

இந்தப் பட்டுப் பூச்சி மாதிரிதான் சில பெரியவர்கள் தங்களின் கழிவுகளை சரியான முறையில் வெளிப்படுத்தி இந்த சமுதாயத்தில் பல மாற்றங்களை ஏற்படுத்தி அழியாப் புகழை அடைந்திருக்கிறார்கள். என்னது மனிதர்களின் கழிவில் மாற்றங்களா? நீங்கள் முகம் சுழிப்பது தெரிகிறது. கழிவு என்றதும் ஏன் அங்கேயே போறீங்க. மனக்கழிவு என்று ஒன்று உள்ளதே. அதைப் பற்றித்தான் சொன்னேன். நம் மனதில் தேங்குகின்ற கோபம், பயம், ஆற்றாமை, கவலை எல்லாமே நம்

உடலையும் பாதிக்கற விஷயங்கள்தான். அதனால் நம் மனம் தன் கழிவுகளை வாய்ப்புக் கிடைக்கும் போதெல்லாம் ஏதாவது ஒரு வழியில் வெளிப்படுத்திக் கொண்டுதான் இருக்கும்.

பாரதியார் கவிதைகள் படித்திருக்கிறீர்களா? அடிமைப்பட்ட நாட்டில் மக்களின் அறியாமையைக் கண்டு ரொம்பவே கோபப்பட்டவர் அவர். நல்லதுக்குக் கோபப்பட்டாலும் கோபம் கோபம்தானே? நல்லவர்கள் கோபத்தை கழிவாக மனதில் தேக்கி வைத்துக்கொள்ள மாட்டார்கள். யாருக்கும் தீங்கில்லாமல் வெளியேற்றிவிடுவார்கள். ஆம் பாரதியின் எழுத்துகளில் அவரின் மனக் குமுறல்களையும் கோபத்தையும் தெளிவாகக் காணலாம். அந்தக் கோபம் என்கிற மனக்கழிவை எழுத்துகளால் வெளிப்படுத்தினார். அடிமைப்பட்ட மக்களுக்கு விழிப்புணர்வை ஊட்டி, புரட்சிக் கவியாய் நம்முடன் இன்னமும் வாழ்ந்து வருகிறார் அவரின் எழுத்துகளின் மூலமாக.

இடி விழுந்த தென்னை மரமும் வீட்டுக்கு வந்த பல்லிகளும்

வீட்டுச் சுவற்றில் சாதாரணமான பல்லிகளைப் பார்த்திருப்பீர்கள். டியூப் லைட் ஓரமாக சுவற்றில் ஒட்டியிருக்கும், வெளிச்சம் தேடி வீட்டிற்குள் வரும் பூச்சிகளை லபக்கென்று விழுங்கிவிடுவது சின்னக் குழந்தைகளுக்கு பார்க்க வேடிக்கையாக இருக்கும். குழந்தைகள் என்ன நான் கூட சிறுவயதில் இருந்தே இந்தப் பல்லிகளைக் கவனித்துக் கொண்டுதான் வருகிறேன். பல்லிகள் கத்துவதற்கான பலன், அதற்கான அர்த்தம், அது நம் மேலே விழுந்தால் சொல்லப்படும் ஜோசியம் எதுவும் எனக்குத் தெரியாது. ஆனால் பல்லிகளைக் கவனிப்பேன். வெறுமனே கவனிப்பேன் அவ்வளவுதான். இந்த கவனிப்பே பல்லிகளுக்கும் எனக்கும் ஒரு நெருக்கத்தை ஏற்படுத்தும். நான் பாட்டுக்கு அவற்றைப் பார்த்துப் ஏதாவது பேசிக்கொண்டிருப்பேன். ஆனால் அந்தப் பக்கம் இருந்து எந்த பதிலும் வராது. அசையாமல் படுத்துக்கொண்டிருக்கும் போதோ அல்லது சுவாரசியமாய் தொலைக்காட்சி பார்த்துக் கொண்டிருக்கும் போதோ சில சமயங்களில் என் மேல் உட்காரும் ஈ, கொசு முதலியவற்றை, பல்லிகள் பயமேயில்லாமல் என்

பிற உயிர்களின் சுய மருத்துவம் | 53

மேல் ஏறி, பிடித்துக் கொண்டு ஓடிவிடும். "என்ன மனுசனோ பல்லிகள் கிட்டே சிநேகம் வைத்துக்கொண்டு" என்று என் மனைவி திட்டுவதும் சில சமயங்களில் நடக்கும்.

திடீரென்று எங்கள் வீட்டுச் சுவற்றில் பல்லிகளின் எண்ணிக்கை அதிகமா விட்டது. இதுவரை நான் வீட்டுச் சுவற்றில் பார்க்காத பெரிய பெரிய மரப்பல்லிகள் என் வீட்டிற்குள் வந்திருந்தன. எங்கள் வீட்டுத் தென்னை மரத்தில் இருந்த பல்லிகள்தான் அவை. அவை ஏன் மரத்தை விட்டு வீட்டிற்குள் வந்தன என்று அப்போது எனக்குத் தெரியவில்லை.

எங்கள் வீட்டு வாயிற்படி அருகில் ஒரு தென்னை மரம் இருந்தது. மரத்திற்கும் வாயிற்படிக்கும் பத்து அடி தொலைவு கூட இருக்காது. நன்றாகக் காய்க்கின்ற மரம் அது. ஒருநாள் இரவு எட்டுமணி இருக்கும், நல்ல காற்றுடன் மழை பெய்து கொண்டிருந்தது. நானும் என் மனைவியும் கதவைத் திறந்து வைத்து மழையை வேடிக்கை பார்த்துக்கொண்டிருந்தோம். திடீரென்று பலத்த சத்தத்துடன் இடி இடித்தது. அந்த இடி எங்கள் வீட்டுத் தென்னை மரத்தில் விழுந்தது. கண்ணைப் பறிக்குமளவு பளீரென்ற வெளிச்சமும், கேபிள் ஒயர் அறுந்ததினால் ஏற்பட்ட தீப்பொறியும் என் மனைவியையும் என்னையும் தாண்டி வீட்டிற்குள் சென்றது. உடனே மின்சாரம் தடைபட்டது. மறுநாள் காலையில் பார்த்தால் வீட்டின் மின்சாதனங்கள் அனைத்தும் சேதமாகி இருந்தன. இணைப்பில் இல்லாமல் சும்மா வைத்திருந்த மடிக்கணினி, பல மாதங்களாக உபயோகப்படுத்தாத டிவிடி பிளேயர் இவையெல்லாம் கூட சேதமாகிவிட்டது. இவ்வளவு நடந்தும் எங்களுக்கு ஆபத்து எதுவும் நடக்கவில்லையே எப்படி? இத்தனைக்கும் நான் அப்போது செல்போனில் பேசிக்கொண்டிருந்தேன். கைபேசிக்கும் எனக்கும் எதுவும் ஆகவில்லை. அதுதான் இயற்கை எதைச் செய்ய நினைக்குமோ அதைமட்டுமே செய்யும் எதை அழிக்க நினைக்குமோ அதை மட்டுமே அழிக்கும். சரி விடுங்கள். இயற்கை ஒருபோதும் தவறு செய்யாது.

சரி, இப்போது பல்லிகளைக் கவனிப்போம். இந்தப் பல்லிகள் பல தலைமுறைகளாக இந்த மரத்திலேயே வாழ்ந்து வருபவை. தென்னை மரத்தின் மட்டைகளுக்கு இடையில் புகுந்து மரத்திற்கு தொல்லை தருகின்ற பூச்சி புழு வண்டுகளை உண்டு,

மரத்திற்கும் சுகமளிக்கின்றன. மரமும் இந்தப் பல்லிகளுக்கு புகலிடம் கொடுத்து ஒன்றுக்கொன்று ஒத்தாசையாக இருந்து வந்தன. அப்படியிருக்க இந்தப் பல்லிகள் ஏன் மரத்தை விட்டு வெளியேற வேண்டும்? இந்தப் பல்லிகளுக்கு அந்தத் தென்னை மரத்தில் இடி விழப்போகும் செய்தி முன்கூட்டியே தெரிந்து, மரத்தை விட்டு வெளியேறிவிட்டனவா? அப்படியென்றால் அவை வேறு மரத்திற்கு போகாமல் என் வீட்டிற்குள் ஏன் வந்தன? எந்த மரத்தில் இடி விழப்போகிறது என்று அவற்றிற்கு சரியாகத் தெரியவில்லையா? நான் இந்தப் பல்லிகளைத் தினமும் கவனிப்பதால் இடி விழப்போகும் தகவலை எனக்கு தெரிவிக்க வந்தனவா, இல்லை அந்தத் தென்னை மரம் தனக்கு வரப்போகும் ஆபத்தினை இந்தப் பல்லிகளை அனுப்பித் தகவல் தெரிவிக்க முயன்றதா? எனக்குள் ஆயிரம் கேள்விகள். தேடல்கள் எப்போதும் தெளிவைக் கொடுக்கும். எனக்குக் கிடைத்த தெளிவு இதுவும் ஒரு கழிவு வெளியேற்றம்தான்.

இயற்கை மரணம் என்று கேள்விப்பட்டிருக்கிறீர்களா? கிராமங்களில் ரொம்ப நாள் உடம்புக்கு முடியாமல் படுத்த படுக்கையாக இருப்பார்கள். அவர்கள் உணவு உண்பது குறைந்து கொண்டே வரும். உடல் மெலிய ஆரம்பிக்கும். ஐம்புலன்களும் கொஞ்சம் கொஞ்சமாக அடங்க ஆரம்பிக்கும். தன்னுடைய எல்லா சொந்த பந்தங்களையும் பார்த்து, ஆசை தீர்த்துக் கொள்வர். இறக்கும்போது கடைசியாக தன்னுடலின் மலத்தை வெளியேற்றிவிட்டு உயிர் போகும். இது உயிர் பிரியும் முன்னர் உடல் தன் கழிவுகளை நீக்கிக் கொள்வது. இதற்குப் பெயர்தான் இயற்கை மரணம். அப்படி இயற்கை மரணம் நிகழ்வதற்கு சில நாட்களுக்கு முன்பே சீக்காளியின் தலையில் உள்ள பேன்கள் அவரின் தலையை விட்டு வெளியேற ஆரம்பிக்கும். இதைப் பார்த்து மரணநாள் நெருங்கிவிட்டதை ஊர்ப் பெரியவர்கள் முடிவு செய்துகொள்வார்கள்.

இதுதான் இங்கேயும் நடந்து இருகின்றது. இயற்கையை நம்பி வாழும் மரங்களின் மேல் இடி விழுந்தாலும் அது இயற்கை மரணம்தான். இயற்கை அந்த மரத்திற்கு முன்கூட்டியே அறிவித்து விட்டது. மரமும் புரிந்துகொண்டு தன் உடலைச் சுத்தப்படுத்திக் கொள்ள ஆரம்பித்தது. மனிதர்கள் தலையில் பேன் மாதிரி, இந்தத் தென்னை மரமும் தன் உடலில் கழிவாக இருந்த பல்லிகளை வெளியேற்றி இருக்கிறது. இதுவும் ஒரு கழிவு வெளியேற்றம்

தான். பல்லிகளும் மரத்திற்கு ஆபத்து வருவதை முன்கூட்டியே அறிந்துகொண்டு, கொஞ்ச காலத்துக்கு மரங்களைத் தவிர்த்து கட்டிடங்களில் தங்கலாம் என்று என் வீட்டிற்குள் வந்துள்ளன. அவ்வளவுதான். அடுத்த வாரமே அந்த மரப்பல்லிகள் வீட்டை விட்டு வெளியேறி விட்டன.

சரி இந்த மரத்திற்கும் பல்லிகளுக்கும் முன்கூட்டியே தெரிந்தது மனிதர்களுக்கு ஏன் தெரியவில்லை என்று நீங்கள் கேட்கலாம். இயற்கை யாருக்கு என்ன தேவையோ அந்தந்த தகவல்களை அறிவித்துக்கொண்டுதான் இருக்கிறது. நாம் தான் நம் உள்ளுணர்வைத் தொலைத்து விட்டோமே. சாப்பிட்ட இரண்டு மணி நேரம் கழித்துத்தான், "நான் சாப்பிட்டது எனக்கு ஒத்துக்கல. ஃபுட் பாய்ஸன் ஆயிடுச்சு" என்று சொல்கிறோம். சில சமயங்களில் அதுகூட மருத்துவர் சொல்லித்தான் நமக்கே தெரிகிறது. இப்படியிருக்க இயற்கையின் முன் அறிவிப்புகள் நமக்கு எப்படிப் புரியும்?

பாருங்கள் பேசிக்கொண்டிருக்கும்போதே ஒரு பல்லியைப் பிடிக்க வந்தது காகம். பல்லி உடனே தன் வாலைத் துண்டாக்கி விட்டு ஓடிவிட்டது. பல்லியைப் பொருத்தவரை இப்போது அந்த வால் தன்னுடைய உறுப்பு இல்லை. வெறும் கழிவு அது. தன் கழிவை நீக்கம் செய்து தன் உயிரைக் காப்பாற்றிக் கொண்டது. துண்டிக்கப்பட்டுத் துடித்துக்கொண்டிருந்த வாலைக் காகம் உணவாக எடுத்துக்கொண்டது. இப்போது புரியுமே, ஒன்றின் கழிவு மற்றதின் உணவு என்று. 'வால் போச்சே' என்று வருத்தப்படாதீர்கள். பல்லிக்கு மறுபடியும் வால் முளைத்து விடும். இயற்கை எதையும் கொடுக்கும் எதுவும் செய்யும்.

அழகான வண்ணக் கிளிகள்

நம் வீட்டு மரங்களில் அவ்வப்போது பச்சைக் கிளிகள் பறந்து வந்து உட்கார்ந்து செல்வதைப் பார்த்திருப்பீர்கள். கிளிகள் மிகவும் அழகான பறவையினம். கிளிகளில் எண்ணற்ற இனங்கள் இருக்கின்றன. பொதுவாக பச்சைக் கிளிகளை மட்டுமே நம் ஊர்ப்பக்கங்களில் பார்த்திருப்போம். ஆனால் உலகில் பல வண்ண பல வகையான கிளி இனங்கள் உள்ளன. கிளிகளின்

இந்த அழகுக்காகவும் இனிமையான பேச்சிற்காகவும் காலம் காலமாக வீடுகளில் செல்லப்பறவையாக வளர்த்து வருகிறார்கள்.

எங்கள் வீட்டிலும் பல வகையான வெளிநாட்டுக் கிளியினங்களை வளர்த்து வந்தோம். மற்ற வளர்ப்புப் பிராணிகளுக்கு மருத்துவம் பார்த்ததுபோல் கிளியினங்களுக்கு மருத்துவம் தேவைப்படவில்லை. நாங்கள் வளர்த்த வரைக்கும் கிளிகள் நோயேதும் ஏற்படாமல் நல்ல ஆரோக்கியத்துடன் இருந்தன. இயற்கையாகப் பறக்கும் கிளியாகட்டும், வீட்டில் வளர்க்கின்ற கிளியாகட்டும் அவை தங்கள் உணவுமுறையை மட்டும் மாற்றிக்கொள்வதே இல்லை. சிறு தானியங்கள், பழங்கள், விதைகள், கொட்டைகள், இலைக் கொழுந்துகள் என்று இயற்கையான உணவுகளைத்தான் உண்ணும். கிளிகளுக்கு நோய் வராததற்கு எனக்குத் தெரிந்த காரணம், அவை உணவை உண்பதில்லை. சும்மா சுவைக்கும் அவ்வளவுதான். கிடைக்கின்ற உணவைத் தன் அலகால் கொஞ்சமாகக் கிள்ளியெடுத்து, நன்றாகக் கூழாக்கித் தன் நாவால் நன்கு சுவைத்து சாற்றை மட்டும் உள்ளே அனுப்பும். கிட்டத்தட்ட இப்படி வாயிலேயே பாதிச்செரிமானம் நடந்து விடுவதால்தான் கிளிகள் நோய் தாக்காமல் ஆரோக்கியமாக வாழ்கின்றன.

நாங்கள் ஆப்பிரிக்க வண்ணக் கிளிகள், காக்டெயில், லவ் பேர்ட்ஸ் என்று சொல்லப்படும் காதல் கிளிகள் என்று பலவகைக் கிளி இனங்களை வலர்த்தோம். அதில் இந்தக் காதல் கிளிகள் நாற்பது ஜோடிகளை மட்டும் ஒரே கூண்டில் வளர்த்தோம். கூண்டு என்றால் ஏதோ சின்னக் கூண்டு என்று நினைத்து விடாதீர்கள். நாற்பது ஜோடி பறவைகளும் நன்றாகப் பறக்க தனித்தனியாக இனவிருத்தி செய்ய பலவகை உணவு உண்ண ஏற்ற வகையில் பெரிய கூண்டு அது. கிளிகளும் நன்றாகச் சாப்பிட்டு இனவிருத்தி ஆகிக் கொண்டிருந்தன.

கொஞ்ச காலத்திற்குப் பின் பல கிளிகள் தோல் முட்டையிடுவது, முட்டையிட்டாலும் குஞ்சு பொரிவதில்லை, மலட்டுத் தன்மை போன்ற பிரச்சினைகள் தோன்ற ஆரம்பித்தது. இவையெல்லாம் கால்சியம் இரும்பு போன்ற சத்துப் பற்றாக்குறை. இவற்றுக்கான சத்து டானிக்குகளையும் ஆண்டிபயாடிக் மருந்துகளையும் தண்ணீரில் கலந்து வையுங்கள், சரியாகிவிடும் என்றார் கால்நடை மருத்துவர். ஆனால் அதே கூண்டில் வேறு சில பறவைகளுக்கு

அலகு இயல்புக்கு மாறாக நீண்டு அவற்றால் உணவு உண்ணவோ குஞ்சுகளுக்கு இரை ஊட்டவோ இயலாமல் இருந்தன. நான் அவற்றிற்கு அவ்வப்போது நக வெட்டி கொண்டு அலகுகளைச் சீராக வெட்டி விடுவேன். இந்த மாதிரி நோய்க்குக் காரணம் தேவைக்கு அதிகமாக சத்துகள் உடலில் சேர்ந்திருப்பது, இதுவும் அறிவியல் சொல்வதுதான்.

ஒரே கூண்டில் வளரும் ஒரே இனப்பறவைகள், உணவும் ஒரேமாதிரி, ஆனால் சில பறவைகளுக்கு சத்துப் பற்றாக்குறை, சில பறவைகளுக்குத் தேவைக்கதிகமான நுண்ணூட்டச்சத்து கிடைத்தது எப்படி? அனைத்துப் பறவைகளுக்கும் ஒரே மாதிரி மருத்துவம் எப்படி சரியாகும். எங்கள் அனுபவத்தின் மூலம் உணவு முறையை மாற்றினோம். செங்கல், சுண்ணாம்புக் கட்டி, களிமண் கட்டிகள், பச்சைக் கீரைகள், முளைகட்டிய பயறுவகைகள், அகத்திப்பூ போன்ற சிலவகை மலர்கள், சூரியகாந்தி மலரின் விதைகள் போன்ற விதை வகைகள், சிறு தானியங்கள் என்று பலவகை உணவுகளை தினமும் வைத்து வந்தோம். கிளிகளும் தங்களுக்கு என்ன பிடிக்குமோ, தன் உடலுக்கு என்ன தேவையோ அதைத் தேடி உண்ண ஆரம்பித்தன. நாங்களாக அவற்றை வளர்ப்பதை நிறுத்தியவுடன் ஆரோக்கியம் பெற்றன.

இது எப்படி சாத்தியம் என்கிறீர்களா? கிளிக்கூட்டங்கள் பறந்து சென்று சுண்ணாம்புப் பாறைகளைச் சுரண்டி உண்பதை தொலைக்காட்சியில் பார்த்திருப்பீர்கள். அனைத்து உயிரினங்களும் இப்படித்தான் தாங்கள் நலமாய் வாழத் தேவையானதை தன் உள்ளுணர்வின் மூலம் உணர்ந்து தனக்கு தேவையானதை இயற்கையிடம் பெற்றுக் கொள்கின்றன. மசக்கையாயிருக்கும்போது பெண்கள் சாம்பல், மண், மற்றும் பலப்பம் போன்றவற்றை உண்பது, இதுபோன்ற இயற்கை உந்துதல்தான். மண்ணை உண்பதன் மூலம் மண்ணின் சக்தியைப் பெற்றுக் கொள்கிறார்கள்.

முடி உதிர்தல்

முடி உதிர்தல் பற்றிப் பேச ஆரம்பித்த உடனே உங்கள் எல்லோருடைய ஆர்வமும் புரிகிறது. இன்றைக்கு நாட்டில்

சாப்பாட்டுப் பிரச்சினையவிட இந்த முடி கொட்டுகின்ற பிரச்சினைதான் ரொம்ப முக்கியமானதாக உள்ளது. கிராமங்களில் ஆடு மேய்க்கிற பிள்ளைகள் நாள் முழுவதும் வெயிலில் அலைந்துவிட்டு, தலைக்குக் களிமண் தேய்த்து கிணற்றிலோ ஏரியிலோ குளித்துவிட்டு தலைவிரி கோலமாக இருப்பார்கள். தலைக்கு எண்ணெய் வைத்துப் பல நாட்கள் ஆகியிருக்கும். அவர்களின் முடியே செம்பட்டை நிறமாயிருக்கும். "எண்ணெய் வாங்கக்கூட முடியாம எம் புள்ள தலை எப்படி இருக்கு பாரு." கிராமத்தில் வறுமையைக் குறிக்கின்ற வாக்கியம் இது.

இன்னொரு பக்கம் பணத்தை செலவு செய்து கருப்பாக இருக்கின்ற முடியைச் செம்பட்டையாக்கிக் கொள்கின்றனர். ஏதோ பேஷனாம். அதேபோல் முடி வெள்ளையாகி விட்டால் அதைக் கருப்பாக மாற்ற, நீள முடியைச் சுருட்டையாக்க, சுருள் முடியை நேராக்க, நீளத்தைக் குறைக்க என்று இன்றைக்கு அரிசி வியாபாரத்தைவிட இந்த முடிக்கான வியாபாரம் தான் களைகட்டியிருக்கிறது. இவ்வளவு இருந்தும் இந்த முடி உதிர்கிறதே அது ஏன் என்று கேட்கிறீர்களா? அதைப் பற்றியெல்லாம் எனக்கு எதுவும் தெரியாது. ஆனால் டிவியில் ஒரு டாக்டர் இந்தப் பிரச்சினைக்காக வெள்ளைக் கோட்டு போட்டுக் கொண்டு அமேசான் காட்டிற்குள் ஓடி ஓடி தேடிக்கிட்டிருக்காரு. இந்தப் பிரச்சினையை அவர் பார்த்துக் கொள்வார். நாம் மிருகங்களின் முடி உதிர்தலைப் பற்றிப் பார்ப்போம்.

இயற்கை உயிரினங்களுக்கு ரோமங்களை அழகுக்காக மட்டும் படைக்கவில்லை. பறவைகளுக்கு பறப்பதற்கும் மற்ற உயிரினங்கள் தட்பவெப்ப நிலையைத் தாங்கிக்கொள்ளவும் பாதுகாப்புக்கும் படைக்கப்பட்டவைதான் ரோமங்கள். ஆனால் அவசியத்திற்காக படைக்கப்பட்ட ரோமங்களை அழகாகவும் படைத்துள்ளது இயற்கை. சரி இந்த ரோமங்களை இயற்கையாக விலங்கினங்கள் எப்படிப் பயன்படுத்துகின்றன என்று பார்ப்போம்.

கம்பளி ஆடுகள்

ரோமத்திற்காக மனிதர்களால் பலவிதமான விலங்குகள் வளர்க்கப்பட்டு வருகின்றன. கம்பளி ஆடுகள், உயர் ரக கம்பளி

தரும் சடை எருமைகள், மெல்லிய ரோமம் தரும் முயல்கள் போன்றவற்றை உதாரணமாகச் சொல்லலாம். பண்ணைகளில் வளர்ப்பவர்கள் குளிர் காலம் முடிந்து கோடைகாலம் துவங்கும் போது இந்த ரோமங்களைக் கத்தரித்து அறுவடை செய்வார்கள். அடுத்த பருவத்தில் மீண்டும் ரோமங்கள் வளர்ந்து விடும்.

இந்த வகை விலங்குகள் எல்லாம் குளிர் பிரதேசங்களில் வாழ்பவை. கடும் குளிரைத் தாங்கும் வகையில் இந்த விலங்குகள் நீண்ட ரோமங்களை உடல் முழுவதும் பெற்றுள்ளன. குளிர்காலம் முடிந்து இளவேனிற்காலம் துவங்க ஆரம்பித்தவுடன் இந்த விலங்குகளின் ரோமங்கள் அவற்றின் உடலிலிருந்து தானாக உதிர ஆரம்பித்துவிடும். கோடையின் வெப்பத்தில் இருந்து தப்பிக்கவே இந்தச் செயல்பாடு. குளிர்காலத்தின் குளிரிலிருந்து தப்பிக்க உடல் ரோமங்களை உற்பத்தி செய்து கொள்கிறது. அப்போது ரோமங்கள் அந்த உடலின் தேவையாய் இருந்தது. ஆனால் குளிர்காலம் முடிந்தவுடன் ரோமங்கள் அவற்றிற்குத் தேவையில்லை. உடல் தனக்குத் தேவையில்லாத எதையும் தன்னுள்ளே வைத்துக் கொள்ளாது. கழிவாக வெளியேற்றி விடும்.

இப்போது புரிகிறதா? நம் உடல்கூட இப்படித்தான் ரோமங்களைத் தன்னுடைய தேவைக்கு வளர்த்துக்கொள்கிறது. ஏதோ காரணத்திற்காக உடல் பராமரிப்புப் பணியை மேற்கொள்ளும்போது அதே ரோமத்தை கழிவாக நீக்கி விடுகிறது. கழிவு நீங்கிய பின் மறுபடி ரோமமும் வளர்கிறது. ரோமங்கள் உதிர்ந்து தானாக மறுபடி வளரும் இந்த இடைப்பட்ட காலத்தில்தான் மக்கள் அதற்கான காரணத்தைத் தேடி அலைந்து கொண்டிருக்கிறார்கள். தீவிர சிகிச்சையின் பலனாக மிச்சம் இருக்கிற முடியையும் இழந்துவிடுகிறார்கள். ரோமத்தைப் பற்றி என்னுடைய புரிதல் இவ்வளவுதான்.

கொழுப்பு

சீல், வால்ரஸ் போன்ற பிராணிகளைப் பார்த்திருப்பீர்கள். வெறும் ஐஸ் பாறை மேலே சாதாரணமாகப் படுத்துக் கொண்டிருக்கும். இத்தனைக்கும் அவற்றின் உடலில் கம்பளி போன்ற ரோமங்கள்கூட இல்லை. பிறகு எப்படி அந்தக் கடும்

குளிரைத் தாங்குகின்றன. அவற்றிற்குக் கொழுப்பு ரொம்பவே அதிகம். அவை அவைகளுடைய தோலுக்கு அடியில் ஏராளமான கொழுப்பைச் சேமித்து வைத்திருக்கும். அந்த மைனஸ் டிகிரி குளிரிலும் தன் தோலுக்கடியில் உள்ள கொழுப்பின் மூலம்தான் அவை உறைந்து போகாமல் உயிர் வாழ்கின்றன.

குளிர் பிரதேச விலங்குகள் குளிரிலிருந்து தன்னைப் பாதுகாத்துக்கொள்ள, தங்கள் ரோமத்தைப்போல தங்கள் உடலில் உள்ள கொழுப்பையும் பயன்படுத்திக் கொள்கின்றன. பனிக் கரடிகள் என்று அழைக்கப்படும் துருவக்கரடிகளின் வாழ்க்கை முறையைப் பார்த்தால் இது எளிதில் விளங்கும். பூமியின் துருவப் பகுதிகளில் வாழும் இந்தவகைப் பிராணிகள் கோடைகாலங்களில் மீன்களையும் அந்தப் பிராந்தியத்தில் வாழும் பிற உயிரினங்களையும் வேட்டையாடி உண்டு வாழ்கின்றன. நாள் முழுவதும் வேட்டையாடி நல்ல கொழுப்புள்ள இறைச்சி உணவுகள் உண்பதால் நல்ல உடல் வளர்ச்சியையும் பலத்தையும் பெற்றிருக்கின்றன. இரை கிடைக்கும் சமயங்களில் இந்த பிராணிகள் அளவில்லாமல் தின்றுகொண்டேயிருக்கின்றன. அன்றாடத் தேவைக்குப் போக கூடுதலாக உண்ட உணவை கொழுப்பாக சேமித்து வைத்துக்கொள்கின்றன. "இப்படி அளவில்லாமல் உண்கிறதே, அதுவும் மாமிச உணவு. இது மட்டும் சரியா?" என்று நீங்கள் கேட்பது புரிகிறது. எல்லாம் ஆறு மாதம்தான். ஆமாம் அடுத்த பனிக்காலம் வரும்வரைதான் இந்த அன்லிமிட்டட் மீல்ஸ். அப்புறம் டயட்தான்.

'குளிர்காலத் தூக்கம்' இந்த வார்த்தையைக் கேள்விப்பட்டிருப்பீர்கள். ஏற்கனவே கடுங்குளிராய் இருக்கும் துருவப் பகுதிகளில் குளிர்காலம் மிகக் கடுமையாக இருக்கும். அந்தப் பிராந்திய விலங்கினங்கள்கூட உயிர் வாழ முடியாது. இறக்கை உள்ள பறவையினங்கள் நீண்ட தூரம் வலசை போய்விடும். நீண்ட தூரம் போகமுடியாத விலங்குகள் என்ன செய்யும்? இயற்கை அதற்கும் ஒரு வழி வைத்துள்ளது. அதுதான் தூக்கம். இந்த மொத்தப் பனிக்காலத்தையும் இந்த விலங்குகள் தூங்கியே கழித்துவிடுகின்றன. இந்த ஆறு மாதமும் உணவு உண்ணாமல் அசையாமல் முற்றிலும் உறக்க நிலையிலேயே இருக்கும். உடலின் அத்தியாவசிய பராமரிப்பு பணிக்கு ஏற்கனவே சேமித்து வைத்திருக்கும் கொழுப்பு இப்போது செலவழிக்கப்படுகிறது.

இவ்வாறு துருவப் பிராணிகள் தன் உடலின் அதிகப்படியான கொழுப்பைத் தூக்கத்தின் மூலம் வெளியேற்றுகின்றன. கடும் குளிரிலிருந்தும் தப்பித்துவிடுகின்றன. அதுபோலவே வெப்ப மண்டலப் பகுதியில் நீர் நிலைகள் வற்றும்போது நத்தைகள், சிலவகை மீன்கள், தவளைகள் போன்றவை கோடைகால உறக்கத்தை மேற்கொள்கின்றன. தூக்கமும் கழிவு நீக்கம் தான். ஆழ்ந்த உறக்கம் உடலின் கழிவுகளை அகற்றி, செல்கள் தன்னை மீட்டுருவாக்கம் செய்ய உதவுகிறது. மேலும் பிரபஞ்ச பேராற்றலும் உறக்கத்தின்போது உள்ளுறுப்புகளுக்குக் கிடைக்கிறது. இயற்கை துருவப் பிராணிகளை ஆறு மாதம் உறங்கச் சொன்னாலும் இயற்கைக்குக் கட்டுப்பட்டு உறங்குகின்றன. ஆரோக்கியமாக வாழ்கின்றன. மனிதர்களாகிய நாம் நமக்கு இயற்கை உறங்குவதற்காகக் கொடுத்த இரவில்கூட விழித்திருக்கிறோமே ஆரோக்கியம் எப்படிக் கிடைக்கும்?

கொழுப்பு பற்றிப் பேச ஆரம்பித்து அப்படியே தூக்கத்திற்குப் போய்விட்டோம். சரி சரி தூங்கிவிடாதீர்கள். ஒட்டகம் பார்த்திருக்கிறீர்களா? நிறைய பேருக்கு நேரில் பார்க்கும் வாய்ப்பு கிடைத்திருக்காது. ஆனாலும் சிறு வயதில் இருந்தே இந்த ஒட்டகத்தைப் பற்றி அறியாதவர்கள் யாரும் இருக்க முடியாது. பாலைவனக் கப்பல் என்று அழைக்கப்படும் விலங்கு அது. கடுமையான வெப்பமும் பாலைவன மணற்புயலும் அடிக்கின்ற சூழலிலும் இந்த ஒட்டகங்கள் உணவு உண்ணாமல், நீர் அருந்தாமல் பல நாட்களுக்கு உறுதி குலையாமல் வாழக்கூடியவை. இந்த குணத்திற்காகத்தான் பாலைவனப் பகுதி மக்கள் தங்கள் போக்குவரத்திற்கும், சுமைதூக்கிச் செல்லவும் விவசாய வேலைக்காகவும் இந்த ஒட்டகத்தை நம்பி வாழ்ந்து வருகின்றனர்.

சரி, இந்த ஒட்டகத்திற்கு எப்படி இவ்வளவு வலிமை வந்தது? அவை உயரமாக வளர எந்த ஹெல்த் ட்ரிங்க் குடித்தது? நீர் அருந்தாமல், உணவு உண்ணாமல் எப்படி நீண்டநாள் வாழ முடிகிறது? இதற்கும் கொழுப்புதான் காரணம். ஆமாம். ஒட்டகம் எப்போதாவது உணவு கிடைத்தாலும் அதைத் தன்னுடைய மிகப்பெரிய வயிறுமுட்ட உண்கிறது. அளவுக்கதிகமாய் உண்ட உணவின் சத்துகளைக் கொழுப்பாகத் தன் உடலில் சேமித்து வைத்துக் கொள்கின்றது. மேலும் இந்த ஒட்டகங்களுக்கு முதுகில் குன்றுபோல் உயர்ந்த திமில்கள் இருக்கின்றன.

ஒட்டகம் தன் செரிமானத்தின் மூலம் அதிகப்படியாய்க் கிடைத்த கொழுப்பை, இந்த திமில்களில் சேமித்து வைத்துக்கொள்கின்றது. அதேபோல்தான் தண்ணீர்கூட. கிடைக்கும்போது நிறையக் குடித்து, தன் உடலிலும் தன் திமிலிலும் உள்ள கொழுப்புத் திசுக்களில் சேமித்து வைத்துக்கொள்கின்றன. உணவு மற்றும் நீர் கிடைக்காத சமயங்களில் தன் உடலில் உள்ள கொழுப்பைச் சிதைத்து நீரையும், சக்தியையும் பெறுகிறது. ஒட்டகம் தன் உடலின் அதிகப்படியான கொழுப்பை பாலைவனத்தின் கடுமையான சூழலை எதிர்கொள்வதின் மூலம் கழிவகற்றி தன் உடலைச் சரிசெய்து கொள்கிறது.

இப்படித்தான் மாமிசம் தின்கிற பனிக்கரடியானாலும் சரி, வெறும் தாவரங்களை உண்ணும் ஒட்டகமானாலும் சரி. அவற்றின் உடல் அவை உண்ணும் உணவிலிருந்து தனக்குத் தேவையான புரதத்தையும் கொழுப்பையும் உற்பத்தி செய்து கொள்கிறது. மேலும் இந்த அதிகப்படியான கொழுப்புதான் மோசமான இயற்கைச் சூழலிலும் இந்த உயிரினங்களை வாழ வைக்கிறது. இப்போது சொல்லுங்கள். இந்தக் கொழுப்பு நல்லதா, இல்லை கெட்டதா?

“கொழுப்பு நல்லது என்றால் மனிதர்களுக்கு இந்தக் கொழுப்பால்தான் எண்ணற்ற வியாதிகள் வருதுன்னு சொல்றாங்களே?” என்று நீங்கள் கேட்பது புரிகிறது. இதற்கான பதிலை நாம் பூனை இனத்தைச் சேர்ந்த சிங்கம் மற்றும் புலிகளிடம்தான் கேட்கவேண்டும்.

காட்டில் சிங்கம், புலி மாதிரியான வேட்டைப் பிராணிகள், ஒருமுறை வேட்டையாடி நன்றாக உண்டுவிட்டால் அதன் பிறகு உணவு பற்றியே நினைப்பதில்லை. இயற்கை அவைகளுக்கு என்ன விதித்ததோ அதன்படி நடந்துகொள்கின்றன. அடுத்த வேளை எப்போது பசிக்குமோ அப்போதுதான் இரை தேடவே ஆரம்பிக்கும். இரை மட்டும் உடனே கிடைத்துவிடுமா? பல வேட்டைத் தோல்விகளுக்குப் பிறகுதான் இரை கிடைக்கும். இரை கிடைக்கும் வரை பல வாரங்கள் வரைகூட பட்டினி கிடக்கும்.

உயிர் வாழ கொழுப்பு மிகவும் அவசியமான ஒன்று. பசித்து சாப்பிடாமல் கண்டபடி சாப்பிட்டு உடலில் வருகின்ற

பிரச்சினைகளுக்கான பழியை, நம் உடலுக்கு அத்தியாவசியமான கொழுப்பின் மேல் போடுகிறோம்.

கழுதையின் மறக்க முடியாத தாய்ப்பாசம்

ஒட்டகத்திற்கு அடுத்தபடியாக பல நாட்கள் பசி, தாகத்தைத் தாங்கும் விலங்கு கழுதை. இந்தத் தாங்கும் திறனால்தான் மலைப்பகுதி மக்கள் போக்குவரத்திற்கு இதை நம்பி உள்ளனர். கழுதைகள் கடுமையான உழைப்பாளிகள். முதுகு நிறைய மூட்டைகளை ஏற்றிக்கொண்டு அசாதாரணமாக மலையேறக் கூடியவை. தேர்தல் நடந்த அடுத்தநாள் செய்தித்தாள்களில் பார்த்திருப்பீர்கள். சாலை வசதியில்லாத மலைப்பகுதிகளில் வாக்குப் பெட்டிகளை இந்தக் கழுதைகளின் முதுகில்தான் ஏற்றிக்கொண்டு செல்வார்கள் அதிகாரிகள். எல்லாம் எலக்சனோட சரி. முன்பெல்லாம் எல்லா ஊர்களிலும் சலவைத் தொழில் செய்யும் குடும்பத்தினர் வீடுகளில் இந்தக் கழுதைகளை வளர்த்து வருவார்கள். அழுக்குத் துணி மூட்டைகளை ஆற்றங்கரைக்கோ அல்லது குளத்தங்கரைக்கோ கொண்டு செல்ல இந்தக் கழுதைகளைத்தான் பயன்படுத்துவார்கள். புதியதாகக் குழந்தை பிறந்தால் அதற்கு நோய்வராமல் இருக்க கழுதைப்பால் ஊட்டும் வழக்கம் இன்னமும் எங்கள் ஊர் பக்கம் உள்ளது. சிறு வயதில் இந்தக் கழுதைகளின் மேல் சவாரி செய்வதற்காக ஏறி, உதைபட்டவர்கள் நம்மில் பலபேர் இருப்பார்கள்.

இவ்வளவு வேலை செய்கின்ற கழுதைக்கு நல்ல ஊட்டச்சத்துள்ள உணவை யாருமே கொடுப்பதில்லை. தெருவோரம் கிடக்கும் புல் பூண்டுகளைத் தின்று வயிற்றை நிரப்பும். காகிதம் சினிமா போஸ்டர் என எதையும் விட்டு வைக்காது. ஆமாம் கழுதையின் உடல், தனக்கு சக்தி தேவைப்பட்டால் காகிதத்தைச் செரிமானம் செய்து அதில் உள்ள செல்லுலோசைக்கூட குளுக்கோஸாகவும், புரதமாகவும், கொழுப்பாகவும் மாற்றிக்கொள்கிறது.

இப்போது புரிகிறதா இறைச்சி உண்ணும் சிங்கம், புலியாகட்டும், அளவுக்கு அதிகமாய் உடலில் கொழுப்பைத் தேக்கிவைக்கும் பனிக்கரடியாகட்டும், வாரக்கணக்கில் உணவு மற்றும் நீர் கிடைக்காமல் பாலைவனத்தில் சுற்றித் திரியும் ஒட்டகமாயிருக்கட்டும், வெறும் காகிதத்தைச் சாப்பிடும்

கழுதையாக இருக்கட்டும், எப்படி ஆரோக்கியமாக உள்ளன? எல்லாம் அவை தன் உடல் சொல்வதைக் கேட்டு நடந்து கொள்வதால்தான். நம்முடைய மொழி அவற்றிற்குப் புரிகிறதோ இல்லையோ தன்னுடைய உடலின் மொழியை அவை நன்றாகவே புரிந்துவைத்துள்ளன.

இப்படிக் கிடைப்பதை உண்டு மனிதர்களுக்கு உதவியாக தன் முதுகில் எவ்வளவு பொதி ஏற்றினாலும் சுமந்து, புழுதியில் புரண்டு, ரோட்டோரத்தில் தேமேவென்று நிற்கின்ற கழுதையை கேவலமாகத்தான் பார்ப்பார்கள். நான்கூட சிறு வயதில் ஒரு கழுதையைச் சந்தித்தேன். அதனுடன் நட்புடனும் பழகி வந்தேன். பிறந்து சில நாட்களே ஆன தன் குட்டியுடன் எங்கள் தெருப்பக்கம் சுற்றிக்கொண்டிருந்தது. குட்டிக்கு முன் நெற்றியில் முடியைப் பார்க்க வேண்டுமே. பியூட்டி பார்லரில் கத்திரித்ததை விட அவ்வளவு அழகா இருக்கும். “கழுதைகூட குட்டியில் அழகாத்தான் இருக்கும்” என்பார்கள். ஆனாலும் அற்புதமான அழகு அந்தக் குட்டி. மற்ற பிள்ளைகள் மாதிரி கழுதைக்குத் தொல்லை தராமல் அன்பாகத் தடவிக் கொடுப்போம், பிஸ்கட்டோ வரிக்கியோ ஊட்டி விட்டால் தாய் மட்டும்தான் உண்ணும். குட்டி தாய்ப்பால் மட்டும்தான் குடிக்கும். குட்டி தாயிடம் பால் குடித்துவிட்டு கும்மாளம் போடும்போது சில சமயம் தன் தாயின் முகத்தில்கூட உதைத்துவிடும். இதைப் பார்த்ததும் என் பாட்டி, “‘கழுதைக் குட்டிக்கு சந்தோஷம் வந்தா தன் தாயை எட்டி மூஞ்சி மேல உதைக்கும்’ என்ற பழமொழி சரியாயிருக்கு பாரு. கழுதைங்ககூட சேராதே” என்பார்கள்.

ஒருநாள் அந்தக் கழுதைக் குட்டி ரோட்டில் விளையாடும்போது ஒரு லாரியில் அடிபட்டு இறந்துவிட்டது. தாய்க் கழுதை யாரையும் அருகில் விடாமல் துரத்திக் கொண்டிருந்ததைப் பார்க்கவே ரொம்பப் பாவமாக இருந்தது. அந்த நாள் முழுவதும் கழுதை தன் இறந்த குட்டியைப் பார்த்துக் கத்துவதும் கதறுவதும் ஏதாவது லாரி போனால் கத்திக்கொண்டே துரத்துவதுமாக இருந்தது. தெருமக்கள் ஒன்று சேர்ந்து “இந்த கழுதைக் குட்டியை இப்படியேவிட்டால் இந்த ஏரியாவே நாறிடும்பா. ஏதாவது செய்யனுமே” என்று சொல்லி ஆள் வைத்து இறந்த குட்டியைக் குப்பைமேட்டில் வீசி விட்டார்கள். அடக்கமெல்லாம் செய்யவில்லை. நகராட்சிக் குப்பை மேட்டில் சும்மா வீசி விட்டார்கள். அவ்வளவுதான். கழுதையும் தன்

குட்டியின் சடலத்தைத் தூக்கிச் செல்லும்போது பின்னாலேயே கத்திக்கொண்டு ஓடியது.

கழுதை ஓடிவிட்டது இனி இந்தப் பக்கமே வராது என நினைத்தோம். ஆனால் கொஞ்ச நேரம் தன் குட்டியின் சடலத்தருகில் இருந்துவிட்டு, கழுதை மீண்டும் விபத்து நடந்த, தன் குட்டி உயிர்விட்ட இடத்திற்கே வந்துவிட்டது. பழையபடியே சத்தமாகக் கத்திக்கொண்டு அந்த வழியே போகும் லாரிகளை சிறிது தூரம் விரட்டிக்கொண்டு ஓடுவதும், தன் குட்டி உயிர்விட்ட இடத்துக்கருகில் மறுபடியும் வந்து கதறுவதுமாயிருந்தது. கிட்டத்தட்ட ஒரு வார காலத்திற்கு கழுதை இப்படிக் கத்திக் கொண்டிருந்து. பிறகு மெல்ல மெல்ல இயல்பு நிலைக்குத் திரும்பியது.

கழுதை, ஏன் தன் குட்டியின் சடலத்தை விட்டு விட்டு அது உயிர் பிரிந்த இடத்தில் நின்று, சுற்றி வந்து அழுதது. அது தன் குட்டியின் உடலுக்காக அழவில்லையா, தன் குட்டியின் ஆன்மாவிற்காக அழுததா? அப்போது அந்தக் குட்டியின் ஆன்மா எங்கிருந்தது தன் சடலத்தருகிலா, அல்லது தான் உயிர் விட்ட இடத்திலா? ஒருவேளை இந்தக் கழுதை தன் குட்டியின் ஆன்மாவைப் பார்த்துதான் அழுகிறதா? இப்படி எண்ணற்ற கேள்விகள் என் மனதிலும் எழுந்து இன்றுவரை விடை தெரியாமல் உள்ளது.

ஆனால் ஒன்று மட்டும் நன்றாகப் புரிந்தது. அந்தக் கழுதை அழுது அழுது தன் மனக்கழிவை எல்லாம் வெளியேற்றி விட்டது. மீண்டும் இயல்பு நிலைக்குத் திரும்பியது. ஆனால் நாம் என்ன செய்கிறோம்? நாகரீகம் என்ற பெயரில் நம் மனதில் எழும் உணர்வுகளை உள்ளேயே தேக்கி வைத்துக் கொள்கிறோம். அழக்கூட அசிங்கப்படுகிறோம். உள்ளே அழுத்தப்பட்ட உணர்ச்சிகளின் மன அழுத்தம் உடலில் ஆயிரம் தொந்தரவுகளை உண்டாக்கும். ஆனால் தொலைக்காட்சி சீரியலைப் பார்த்து யாருக்காகவோ தேவையில்லாமல் அழுதுகொண்டிருக்கிறோம், நம் பிரச்சினைகளை மனசுக்குள்ளேயே தேக்கி வைத்துக் கொண்டு. இதுவும் நோய்தானே!

வெள்ளை எலிகள்

உயிரியல் ஆய்வுக் கூடங்களில் ஆராய்ச்சிக்காக வெள்ளை எலிகளை வளர்ப்பார்கள் என்று கேள்விப்பட்டு இருப்பீர்கள். நாங்கள்கூட வெள்ளை எலிகளை வளர்த்தோம். அதற்காக என்னை ஏதோ விஞ்ஞானி என்றெல்லாம் நினைத்துவிட வேண்டாம். இப்போதெல்லாம் இந்த வெள்ளை எலிகளைச் செல்லப் பிராணிகளாக வளர்க்கின்ற பழக்கம் அதிகமாகிக் கொண்டு வருகிறது. நகரங்களில் இருக்கும் எல்லா வளர்ப்புப் பிராணிகள் விற்பனை நிலையங்களிலும் இது எளிதில் கிடைக்கும்.

மிகச் சிறிய பஞ்சு போன்ற வெள்ளை எலிகள், ரத்தச் சிவப்பான கண்களுடன் மிகவும் அன்பாகப் பழகக் கூடியவை. இவற்றை வளர்க்கச் சிறிய இடமே போதுமானது. பள்ளி மாணவர்கள் தங்கள் ஜாமின்டரி பாக்சிலோ அல்லது சட்டைப் பாக்கெட்டிலோ போட்டுக்கொண்டு போய் வகுப்பில் விளையாடுவார்கள். இதுவும் சமத்தாக பள்ளிக்கூடம் போய் வரும். அந்த அழகில் மயங்கித்தான் நாங்களும் வளர்த்தோம். சின்னக் கூண்டில் ஒரு ஜோடி எலிகளை வளர்த்தோம். சிறுதானியம், பழங்கள், காய்கறிகள், இயற்கை மற்றும் செயற்கை உணவுகள், இனிப்பு வகைகள் எது கொடுத்தாலும் விரும்பி உண்ணும்.

பத்து வருடங்களுக்கு முன்னர் நாங்கள் இந்த எலிகளை வளர்த்த போது வடமாநிலங்களில் எலிக்காய்ச்சல், பிளேக் நோய் வேகமாகப் பரவுவதாகவும், விரைவில் தமிழ்நாட்டுக்கு வர வாய்ப்பிருப்பதாகவும் தொலைக்காட்சிகளில் பயமுறுத்திக் கொண்டிருந்தார்கள். எலிக்காய்ச்சலுக்கு பயந்து குஜராத் மாநிலம் சூரத் போன்ற நகரங்களிலிருந்து பெயர் பெற்ற ஆயத்த ஆடைகள் ஏற்றுமதிகூட தற்காலிகமாக நிறுத்தப்பட்டது. பொருளாதார சிக்கலையும் நிறைய நிறுவனங்கள் சந்தித்தன. பறவைக் காய்ச்சல் என்று பீதி கிளம்பியபோது வீடு நிறையக் கோழிகளும், புறாக்களும், வாத்துகளும் வளர்த்ததாலும், ஆன்த்ராக்ஸ் என்று மிரட்டியபோது ஆடு, மாடுகள் வளர்த்த அனுபவத்தாலும் இந்தச் சின்ன எலிகளைத் தைரியமாக வளர்த்தோம். எலிகளும் எங்கள் தைரியத்திற்குப் பரிசாக நிறையக் குட்டிகளைக் கொடுத்தன.

எனக்குத் தெரிந்தவரை ஒரு எலி கூட எந்த நோயாலும் சாகவில்லை. அப்படியென்றால் மனிதர்களுக்குப் புதிதாக மருந்து கண்டுபிடித்தால் முதலில் எலிகளுக்குக் கொடுத்து சோதிக்கிறார்களே. நோயே வராத எலிகளுக்கு மருந்தைக் கொடுத்தால் ரிசல்ட் எப்படி சரியாக வரும் என்று கேட்கிறீர்களா? எனக்கும் அந்த சந்தேகம் வந்தது. மருத்துவம் படித்த என் நண்பரிடம் கேட்டேன். சோதனைச் சாலையில முதலில் எலிகளுக்கு குறிப்பிட்ட நோயை வரவழைப்போம். அதன் பிறகு புதிதாகக் கண்டுபிடித்த மருந்தைக் கொடுத்து சோதிப்போம் என்று கூறினார். சரி நண்பா செயற்கையாக வரவழைத்த நோய்க்குத்தான் நீங்கள் கண்டுபிடித்த செயற்கை மருந்து வேலை செய்யும். அந்த மருந்து எப்படி இயற்கையாக மனிதர்களுக்கு வரும் நோய்களைப் போக்கும்? தெரியாமல் கேட்டுவிட்டேன். நீ என்ன மருத்துவம் படிச்சிருக்கியா? கிருமிகளைப் பற்றி உனக்கு என்ன தெரியும்? பயோகெமிஸ்ட்ரின்னு ஒன்னு இருக்குன்னு தெரியுமா? விடாமல் கேள்வி மேலே கேள்வி கேட்டுக்கொண்டே இருந்தார். ஆனால் கடைசி வரை என் கேள்விக்குப் பதிலே வரவில்லை. உங்கள் யாருக்காவது பதில் தெரியுமா?

வாத்து மடையன் என்று கேள்விப்பட்டது உண்டா?

முன்பெல்லாம் கிரிக்கெட்டில் ரன் ஏதும் எடுக்காமல் அவுட் ஆனால் டக் அவுட் என்று சொல்வார்கள். இப்போதெல்லாம் அப்படிச் சொல்வதில்லை. அந்த அளவுக்கு வாத்து மடையன் என்ற பெயர் பிரபலமானது. சரி இந்த வாத்துகள் அந்த அளவுக்கு முட்டாள் உயிரினங்களா? மேலோட்டமாகப் பார்த்தால் அப்படித்தான் தெரியும். கிராமங்களில் வாத்து மேய்ப்பவர்களை பார்த்திருப்பீர்கள். கூட்டமாக வாத்துகளை நடக்க வைத்து ஓட்டிச் செல்வார்கள். நாள் முழுவதும் நீர்நிலைகளிலும் வாய்க்கால் வரப்புகளிலும் மேய்த்துவிட்டு மாலையில் கொட்டிலில் அடைப்பர். நீராதாரம் தேடி ஊர் ஊராக வாத்துக் கூட்டங்களை ஓட்டிச் சென்று மேய்ப்பர். வாத்துகளும் மேய்ச்சலுக்குப் போகுமிடமெல்லாம் முட்டையிட்டு விடும். அடைகாக்கவும் செய்யாது. நாட்டுக் கோழிகளை வைத்துதான் வாத்து

முட்டைகளைக் குஞ்சு பொரிய வைப்பர். இதையெல்லாம் வைத்துதான் வாத்துகள் முட்டாள் உயிரினம் என்பது வழக்கத்திலுள்ளது. இவைகள் எல்லாம் நடக்கவும் நீந்தவும் மட்டுமே தெரிந்த, பறக்கத் தெரியாத இனங்கள். மணிலா வாத்து என்ற வகை வாத்துகளை எங்கள் வீட்டில் வளர்த்து வந்தோம். அவை புத்திக் கூர்மையுடன் உயரப் பறக்கும் வாத்து இனங்கள். அடை காத்து குஞ்சு பொரிக்கவும் செய்யும். நாடுகளைத் தாண்டி, கண்டம் விட்டுக் கண்டம் தாண்டிப் பறந்து செல்லும் வாத்து, நாரை, கொக்கு இனங்களைப் பார்த்துள்ளீர்களா?

வேடந்தாங்கல் போன்ற பறவைகள் சரணாலயங்களில் மார்கழி, தை மாதங்களில் போய்ப் பாருங்கள். ஏரிக்கு நடுவே கிடக்கும் மரக்கிளைகளிலும் மண் திட்டுக்களிலும் பறவையினங்கள் முட்டையிட்டுக் குஞ்சு பொரிக்கும். தாயும் பிள்ளைகளுமாக பார்ப்பதற்கு அவ்வளவு அழகாக இருக்கும். சீசன் முடிந்ததும் சித்திரை மாதம் போய்ப் பார்த்தால், நாரைகளும், கொக்குகளும், நீர்க் கோழிகளும், வாத்துக் கூட்டங்களுமாக இருந்த இடம் வெறிச்சோடிக் கிடக்கும். ஒரு பறவையைக்கூட பார்க்க முடியாது. எல்லாம் எங்கே போனது என்று கேட்கிறீர்களா? தங்களுடைய சொந்த நாட்டிற்குத் திரும்பிச் சென்றுவிடும்!

ஜெர்மன், ஆஸ்திரேலியா, ஜப்பான், பாகிஸ்தான், வங்க தேசம், மியான்மர், இலங்கை, சைபீரியாவிலிருந்து கூட பெரும்பாலான வாத்து மற்றும் கொக்கு போன்ற பறவைக் கூட்டங்கள் பாஸ்போட் விசா இல்லாமல் வருகின்றன. நட்பு நாடு எது எதிரி நாடு எது என்று தெரியாமல் வரும் அந்தப் பறவைகளை இதுவரை எந்த நாட்டு ராணுவத்தாலும் தடுக்க முடியவில்லை. அப்படி வரும் பறவைகளில் நிறைய வாத்து இனங்களும் இருக்கும். அந்த நாட்டின் கடும் குளிரைத் தாங்காமல் மிதமான குளிருள்ள தமிழ்நாட்டிற்கு, இமயமலையைத் தாண்டியும் கடல் கடந்தும் வருகின்றன. முட்டையிட்டுக் குஞ்சும் பொரித்து தமிழ்நாட்டில் கோடைகாலம் வரும் முன்னர் தங்கள் தாய் நாட்டிற்குச் சரியாக சென்றும் விடுகின்றன. உயிரினங்களின் இந்த இடப்பெயர்ச்சிக்கு தமிழில் வலசை போதல் என்று பெயர்.

ஊருக்குத் திரும்பும் சமயத்தில் தாய்ப் பறவை இறந்து விட்டாலும், குஞ்சுகள் மிகச்சரியாக தங்கள் தாய் வாழ்ந்த நாட்டிற்கே, அவ்வளவு தூரமும் பறந்தே போய்விடுகின்றன.

நம்ம பிள்ளைகள் நாலு தெரு தள்ளிப் போய்விட்டாலே காணாமல் போய்விடுகிறார்கள். இப்போது சொல்லுங்கள் இந்த வாத்துக் கூட்டம் மடையர் கூட்டமா? மேலும் நீர் நிலைகளுக்கு நடுவில் கூடு கட்டி முட்டையிடும் வாத்துக் கூட்டங்களை கொட்டிலில் கும்பலாக அடைத்து வைத்தால் எப்படி அடைகாக்கும்.

இப்படித்தான் வலசை போகும் உயிரினங்கள் பருவநிலை மாற்றத்தைச் சமாளிக்கவோ, வாழ்வாதாரத்திற்கு தனக்கு என்ன தேவையோ, அதை இயற்கை எங்கு வைத்துள்ளது என்றுத் தேடிப் போய் எடுத்துக்கொள்கின்றன. வாத்து போன்ற பறவைகள் மட்டுமில்லாமல் கடல் ஆமைகள், திமிங்கலம் போன்ற உயிரினங்களும், வனவிலங்குகள் சில வகைகளும் இப்படி இனப்பெருக்கத்திற்காகவும் உணவுக்காகவும் வலசை போகின்றன. இரண்டாயிரம் மைல்கள்கூட பயணம் செய்யும் இந்த உயிரினங்கள் தூங்கிக்கொண்டே நீந்தவோ பறக்கவோ செய்கின்றன.

இந்தப் பூமி எல்லோருக்கும் சொந்தமானது. அதனால்தான் வாழ்வாதாரம் தேடி வரும் உயிரினங்களை அந்தப் பிராந்தியத்தில் வாழும் உயிரினங்கள் தங்கள் சொந்தங்களாக ஏற்று நட்புடன் பழகி பத்திரமாக திருப்பி அனுப்பிவைக்கின்றன. பல மாதம் தங்கியிருந்தாலும் தங்கள் நாட்டுக்குத் திரும்பிப் போகும்போது வந்ததுபோலவே திரும்பிப்போகின்றன. எந்த இயற்கை வளங்களையும் கொள்ளையடித்துக்கொண்டு போவதில்லை. பறவைகளுக்குக் கூடு சிறியது. மனது இந்த பிரபஞ்சத்தைப் போல் பரந்தது. ஆனால் மனிதர்களுக்கு? இரண்டாயிரம் மைல்களுக்கு மேல் பறந்து போனாலும் இந்த வாத்து, நாரை, கொக்கு இனங்கள் நோயின்றி வாழும் இரகசியம் இதுதான்.

நாம் என்ன செய்கிறோம். உள்நாட்டுப் போர், பசி என்று உயிரைக் காப்பாற்றிக் கொள்ளவும், வாழ்வாதாரம் தேடியும் வரும் சக மனிதர்களை, செயற்கையாக பூமியில் போடப்பட்ட கோடுகளை எல்லைகளாகக் காட்டி விரட்டி அடிக்கிறோம். மீறி வந்தால் சுட்டுத் தள்ளுகிறோம். அதையும் மீறி ஏற்றுக் கொண்டாலும் அகதிகளாக அடைத்துவைத்து பிச்சை போடுகிறோம். சிலர் பிழைக்க வருகிறேன் என்று சொல்லி இடம் கொடுத்த மக்களுக்கே ஆப்பும் வைக்கிறார்கள். இதனால்

தானோ என்னவோ பறவைகளுக்கும் மற்ற உயிரினங்களுக்கும் அள்ளிக் கொடுக்கும் இயற்கை சில சமயங்களில் மனிதர்களை ஏமாற்றி விடுகிறது.

காகம்

“காக்கா கூட்டத்த பாருங்க... அதுக்கு கத்துக்கொடுத்தது யாருங்க...” இந்தப் பாடல் வரிகள் எவ்வளவு ஆழமானது அழகானது என்று எல்லோருக்கும் தெரியும். கார்ட்டூன் சேனல் வருவதற்கு முன்பு வரை எல்லாக் குழந்தைகளுக்கும் இந்தக் காக்காவைக் காட்டித்தான் சோறு ஊட்டுவார்கள். இந்தக் காகங்கள் கிராமம், நகரம் என்று பாகுபாடு எதுவும் பார்ப்பதில்லை. மனிதர்கள் வாழும் எல்லா இடங்களிலும் இந்தக் காகங்களும் சேர்ந்தே வாழ்கின்றன. மரத்தில் கூடு கட்டிய வாழ்க்கை மாறி, இப்போது கரண்டு கம்பத்திலும், செல்போன் டவரிலும் கூட்டைக் கட்டி அவைகளும் மெட்ரோபாலிடன்வாசிகள் ஆகிவிட்டன.

சுற்றுப்புறச் சூழல் சீர்கெட்டுவிட்டது. அதனால் நிறைய உயிரினங்கள் அழிந்துகொண்டே வருகின்றன என்கிற உண்மை புரிய ஆரம்பித்துள்ள இந்தக்காலத்தில், இந்தக் காகங்கள் மட்டும் இனத்தைப் பெருக்கிக்கொண்டே போகின்றன. காகத்தின் உணவு என்னவென்று பார்த்தால் செத்த எலி, இறைச்சிக்கூட கழிவுகள், குப்பை மேடுகளில் வீசப்படும் இறந்த உயிரினங்களின் அழுகிய உடல்கள் இன்னும் சொல்லிக் கொண்டே போகலாம். தாவர உணவு மற்றும் புலால் உணவு இரண்டையும் உண்ணும் காகம் அனைத்துண்ணி வகையைச் சேர்ந்த பறவை. ஆனாலும் இந்தக் காகம் தினமும் குளித்து தன் உடலை சுத்தமாக வைத்துக் கொள்ளும். பூமியைச் சுத்தமாக வைத்துக்கொள்ள இயற்கையால் படைக்கப்பட்ட கழிவு நீக்கத் தொழிலாளி. அவற்றின் உழைப்பிற்கு மரியாதை கொடுத்துத்தான் சின்னச் சின்ன உணவகங்களிலும், இறைச்சிக் கூடங்களிலும் வியாபாரத்திற்கு முன்னர் தங்கள் தயாரிப்புப் பொருட்களை முதலில் காகங்களுக்கு அளிப்பார்கள்.

“காக்கா கழிவு நீக்கம் செய்வதால் வீட்டு விசேஷத்திலும் கடை வியாபாரத்திலும் முதல் மரியாதை. அதே வேலையை மனிதன்

செய்தால்... அவர் தீண்ட..." வேண்டாம் நாம் காகத்தைப் பற்றி மட்டும் பேசுவோம்.

சரிங்க. இந்தக் காகங்களுக்கு நோயே வராதா? நீங்கள் கேட்பது புரிகிறது. கழிவுகள் தேக்கம்தான் நோய் என்கிறோம். இப்படி வெறும் கழிவுகளையே உணவாகச் சாப்பிட்டால் காகங்களின் உடலில் கழிவு தேங்காதா? எனக்கும் சந்தேகமாகத்தான் இருந்தது. இதற்குக் காகங்களின் ஒரு நல்ல குணம்கூட காரணமாக இருக்கலாம்.

அப்படி என்ன குணம் என்கிறீர்களா? குயில்களுக்குக் கூடு கட்டத் தெரியாது. மேலும் தன் முட்டைகளை அடைகாக்கவோ குஞ்சுகளை வளர்க்கவோ செய்யாது. அப்படி இருந்தும் இந்த பூமியில் குயில் இனங்கள் வாழ்ந்துகொண்டுதானே இருக்கின்றன இது எப்படி?

இயற்கை எல்லாவற்றுக்கும் வழி வைத்திருக்கும். காகங்கள் கூடு கட்டி முட்டையிட ஆரம்பித்தவுடன் எங்கிருந்தோ வந்த குயில், காகத்தின் முட்டைகளுடன் தன் முட்டைகளையும் இட்டுவிட்டு ஓடிவிடும். காகமும் அடைகாத்து குஞ்சுகள் பொறிந்தவுடன் குயிலின் குஞ்சுகளையும் தன் குஞ்சுகளோடு சேர்த்தே வளர்க்கும். காகத்திற்குத் தன் பிள்ளைக்கும் மற்ற இன பிள்ளைக்கும் வித்தியாசம் தெரியாதா? காகம் கொன்றுண்ணி பறவையினம் தானே. அது நினைத்திருந்தால் குயில் குஞ்சுகளை கொன்று தன் பிள்ளைகளுக்கு இரையாக்கி இருக்கலாம். கொல்ல மனமில்லையென்றாலும் கூட்டைவிட்டு கீழே தள்ளி விட்டிருக்கலாமே. ஏன் அவ்வாறு செய்யவில்லை?

இது என்ன பெரிய தியாகம் என்று கேட்கிறீர்களா? சின்ன வயதில் தாயை இழந்து மாற்றாந்தாயிடம் வளர்ந்த பிள்ளைகளைக் கேட்டுப் பாருங்கள் வலி தெரியும். அதனால் தான் அம்மா அப்பா இல்லாதவர்கள் அமாவாசை அன்று மன ஆறுதலுக்காக காக்காய்க்கு சோறு வைக்கும் பழக்கம் வந்து இருக்குமோ? சரி பெற்றவர்களே குழந்தையைக் குப்பையில் வீசுகிறார்களே, விலைக்கு விற்று விடுகிறார்களே அது ஏன் என்று... வேண்டாம் காகத்தை மட்டும் பார்ப்போம்.

இப்போது சொல்லுங்கள் இயற்கை தனக்கு விதித்த கழிவு நீக்கப் பணியையும், அடுத்தவர்கள் பிள்ளையை வளர்க்கும்

பணியையும், இயற்கையை முழுதாகச் சரணடைந்து அப்படியே செய்து வருகிறதே, பிறகு எப்படி காகங்களுக்கு நோய் வரும்?

இயற்கை நடத்தும் கழிவு நீக்கம்

இந்த உலகைப் படைத்த இயற்கை அதை மிகவும் அழகாகவே பாதுகாத்து வருகிறது. ஆரோக்கியம் இல்லாவிட்டால் அழகு எங்கிருந்து வரும்? அனைத்து உயிரினங்களும் ஆரோக்கியமாக இருக்க இயற்கை நிறைய ஏற்பாடுகளைச் செய்து வைத்துள்ளது. இந்த உலகத்து உயிரினங்கள் தங்கள் உடலைக் கழிவில்லாமல் பராமரித்து, எப்படி நோயில்லாமல் வாழ்கின்றன என்பதை சில விலங்குகளின் உதாரணம் மூலம் பார்த்தோம். மேலும் விலங்குகளின் ஆரோக்கியத்தைப் பாதுகாக்க இயற்கை இன்னும் பல கடுமையான சட்ட திட்டங்களையும் வைத்துள்ளது.

இந்தப் பூமியின் உணவு சுழற்சியில் ஒன்று மற்றொன்றை உண்டு உயிர் வாழ்கிறது. அதேசமயம் உண்ணப்படும் உயிர் தன்னைப் பாதுகாத்துக் கொள்ளவும் வேண்டுமல்லவா? அது தன் உயிரைப் பாதுகாத்துக்கொள்ள ஓடுகிறது. இந்த ஓட்டம்தான் உணவுக்கான ஓட்டமாகவும் உயிரைக் காப்பாற்றி கொள்ளும் ஓட்டமாகவும் ஓடி ஓடி உலகத்தின் ஓட்டமாகிறது. உலகம் ஓடிக்கொண்டே இருக்கிறது.

மான் கூட்டம்

இந்த ஓட்டத்தைப் புரிந்துகொள்ள மான் கூட்டத்தைக் கவனியுங்கள். மான் கூட்டம் மேய்ந்து கொண்டிருக்கிறது. அந்த நேரம் சிறுத்தை ஒன்று மானை வேட்டையாட ஓடி வருகிறது. உடனே எல்லா மான்களும் உயிரைக் காப்பாற்றிக்கொள்ள ஓட ஆரம்பிக்கின்றன. மாட்டினால் ஒரு மானின் வாழ்க்கை முழுவதும் சிறுத்தையின் ஒருவேளை உணவிற்குச் சரியாகிவிடும். ஏன் ஓட வேண்டும்? புற்கள் மானுக்காகப் படைக்கப்பட்டவை. மான் புற்களை மேயும்போது, சிறுத்தைக்காக படைக்கப்பட்ட மான் ஏன் சிறுத்தையைக் கண்டு ஓட வேண்டும். இது இயற்கையின் கட்டளை, என்னை எடுத்துக்கொள் என்று நிற்க

வேண்டியதுதானே. அப்படி நின்றால் அங்கு சுவாரசியம் இருக்காதே. ஆம் இந்த இயற்கை ஆச்சரியங்களையும் அதிசயங்களையும் உள்ளடக்கியது. இதைப் புரிந்துகொள்ள மானின் வாழ்க்கை முறையைக் கவனிப்போம்.

மான் கூட்டத்தின் இனப்பெருக்க கால ஆரம்ப கட்டம். ஆண் மான்கள் ஒன்றோடொன்று சண்டையிட்டுக் கொள்கின்றன. சண்டையில் வென்றவருக்கே மந்தையிலிருக்கும் பெண் மான்கள் சொந்தம். இந்தச் சண்டையின் மூலம் அடுத்து பிறக்கப் போகும் குட்டிகளுக்கு ஒரு வலிமையான தந்தையை இயற்கை அளிக்கிறது. வலிமையான தந்தைக்குப் பிறக்கும் குட்டிகளும் வலிமையாகத்தானே இருக்கும். அடுத்து கருவுற்ற பெண் மான், இது தன் வயிற்றில் பிள்ளையைச் சுமந்துகொண்டு உணவு தேட வேண்டும். புலியிடம் தப்பித்து புலியைவிட வேகமாக ஓட வேண்டும். ஓட்டம் குறைந்தால் மான் புலிக்கு உணவு. அப்போது குட்டி? அது கருவிலேயே கொல்லப்படும்.

இதையெல்லாம் மீறி வலிமையான பெற்றோருக்குப் பிறக்கும் குட்டி, அதுவும் வலிமையாகத்தான் இருக்கும். குட்டி தான் பிறந்த சில மணித் துளிகளிலிருந்தே ஓடத் துவங்க வேண்டும். இயற்கையும் சில சமயங்களில் தவறு செய்வது போல் நமக்குத் தோன்றும். காரணம் வலிமை குறைந்த உடல் ஊனமுற்ற குட்டிகள்! அப்படித் தவறிப் பிறந்த வலிமை குறைந்த உடல் ஊனமுற்ற குட்டிகள் எளிதில் வேட்டையாடப்பட்டுவிடும். கொன்றுண்ணிகளுக்கு உணவு வேண்டாமா? அதற்காகப் படைக்கப்பட்டவை தான் இந்த வலிமை குறைந்த ஊனமுற்ற குட்டிகள்! நாம் நினைப்பது போல் இயற்கை ஒருபோதும் தவறு செய்யாது. இதுவும் ஒரு கழிவுநீக்கம்தான். மான் கூட்டத்துக்கு மரண பயத்தையும் கொடுத்து அதை வேட்டையாடி கொன்றுண்ண உலகிலேயே வேகமாக ஓடும் சிறுத்தைப் புலியை இயற்கை படைத்தது எதற்காக? மான் கூட்டத்தைக் கழிவுநீக்கம் செய்து மேலும் வலிமையடையச் செய்வதற்காகத்தான்.

இப்படியே வேகமாக ஓடி ஓடி மான் கூட்டம் தன்னுடைய வேகத்தையும் வலிமையையும் அதிகப்படுத்திக்கொண்டால் என்ன ஆகும்? பிறகு புலிக்கு உணவு கிடைக்காதே என்கிறீர்களா? புலியும் அதேபோல் தன்னுடைய வேகத்தையும் வலிமையையும் அதிகரித்துக்கொள்ளும். தாய் எட்டடி பாய்ந்தால் குட்டி பதினாறு

அடி பாயும் என்று சும்மாவா சொன்னார்கள்? இப்போது புரிகிறதா, மான் கூட்டத்தைக் கழிவுநீக்கம் செய்து அதன் மூலம் வலிமையான மான் கூட்டத்தையும் மேலும் வலிமையான புலிகளையும் கொடுத்தது இயற்கை. இந்த மான் கூட்ட உதாரணம் மான் கூட்டத்துக்கானது மட்டும் இல்லை. அனைத்து உயிரினங்களுக்கும் இது பொருந்தும்.

புறாக்கூட்டம்

இந்த மான் கூட்டத்தைப் போலவேதான் புறாக்களின் கூட்டமும். என்ன ஒரு வித்தியாசம் மான் கூட்டத்திற்கு ஒரு ஆண் மான் மட்டும் இருக்கும். இந்தப் புறாக்கள் ஒருவனுக்கு ஒருத்தி என்று வாழ்ந்து வருகின்றன. ஆண் பெண் இருவரும் ஒன்றாகக் கூடு கட்டி, முட்டைகளை அடை காத்து, குஞ்சுகளுக்குப் பாலூட்டி வளர்க்கின்றன. ஆமாம், தான் உண்ட உணவைச் செரித்து பின் அதைத் தன் தொண்டைப் பகுதியிலிருந்து பாலாக குஞ்சுகளுக்கு ஊட்டும். பாலுட்டும் பறவையினம் இந்தப் புறாக்கள் தான். அதிலும் ஆண் பறவைகளும் பாலூட்டும் அதிசயம் புறாக்களிடம் மட்டும்தான். வேகமாக ஓடும் மான்களுக்கு சிறுத்தை எதிரி. அதேபோல் வேகமாகப் பறக்கும் புறாக்களுக்கு பருந்து வகையைச் சேர்ந்த இராஜாளி எதிரி.

புறாக்களுக்கு நோய் வருமா? இந்தப் புறாக்களில் பலவகை இருக்கின்றன. மனிதர்கள் வீட்டில் வளர்க்கும் புறாக்களில் அழகுக்காக வளர்க்கப்படும் புறாக்கள் மற்றும் பந்தயப் புறாக்கள் என்று பல வகைகள் உள்ளன. அந்தக் காலத்தில் தகவல் பரிமாற்றத்திற்கு புறாக்களைத்தான் பயன்படுத்தி வந்தார்கள். வேகமாக நீண்ட தூரம் பறக்கும் அந்த புறா இனங்களை இன்னமும் பரம்பரையாக வளர்த்து வருகிறார்கள். அவற்றை வைத்து அவ்வப்போது பந்தயங்களும் நடப்பதுண்டு. இரண்டாயிரம் கிலோ மீட்டர்களுக்கு மேல் தொடர்ந்து பறக்கும் புறாக்களும் உண்டு.

ஒரு கைப்பிடி நாட்டுக் கம்புதான் கர்ணப் புறாவுக்கு ஒருநாள் ஆகாரம். பந்தயத்தின் போது அந்தப் புறா பன்னிரெண்டு மணிநேரம் வரை நிற்காமல் பறக்கும். வானத்தில் வட்டமடித்து குட்டிக்கர்ணம் போட்டு வித்தையும் காட்டும். இத்தனைக்கும்

மற்ற உயிரினங்கள் மாதிரி புறாக்கள் தன் உடலில் அதிகமாக கொழுப்பைச் சேமித்து வைப்பதுமில்லை. வேகமாகவும் நீண்ட தூரமும் பறக்கத் தகுந்தாற்போல் உடல் எடையும் மிகவும் குறைவாகவே இருக்கும். இவ்வளவு குறைவான உணவில் அந்தப் புறாக்கள் எப்படி அவ்வளவு தூரம் பறக்கின்றன? சக்தி எங்கிருந்து கிடைக்கும்? அந்தப் புறாக்களுக்கு சரிவிகித உணவு எந்த ஊட்டச்சத்து நிபுணர் தயாரித்துக் கொடுத்தார்? உங்கள் அறிவியல்படி ஒரு கைப்பிடி நாட்டுக்கம்பில் எத்தனை கலோரி எரிசக்தி இருக்கும். அது புறா நாள் முழுவதும் பறக்கப் போதுமா? அறிவியலுக்கு அப்பாற்பட்டது இயற்கை. இந்தச் சக்தி எல்லாம் இயற்கை கொடுத்தது. இயற்கை எதுவும் செய்யும்.

இவையெல்லாம் மனிதனால் வளர்க்கப்படும் புறாக்கள். இவற்றிற்கு நோய்கள் வருவது நம் வளர்ப்பு முறையால் இருக்கலாம். ஆனால் இயற்கையாக வாழும் புறா இனங்களும் உள்ளன. வழிபாட்டுத் தலங்களிலும் உயரமான கட்டிடங்களிலும் செங்குத்தான பாறை இடுக்குகளிலும் தங்கி இனப்பெருக்கம் செய்யும் காட்டுப் புறாக்கள், இந்த வீட்டு புறாக்களின் முன்னோடிகள். இவைகள் இயற்கையாகத் தானே வாழ்கின்றன? இவற்றிற்கு நோய் வருமா? என்றால் கண்டிப்பாக வரும். எப்படி என்றால், நாம் எற்கனவே பார்த்ததுபோல் நம் சுற்றுப்புறச் சூழலையும் விவசாய நிலங்களையும் இரசாயனங்களால் மாசுபடுத்தி விட்டோம். பருவகால மாற்றங்களின்போது இந்த புறாக்களின் உடலிலும் இயற்கை தன் கழிவு நீக்க வேலையை நடத்தும். அப்போது புறாக்கள் மற்ற உயிரினங்களைப் போல உண்ணாமல் ஓய்வெடுக்க முடியாது. தனக்காக இல்லாவிட்டாலும் தன் குஞ்சுகளுக்காக பறந்துதானே ஆகவேண்டும். நோய்வாய்ப்பட்டு பறக்க முடியாத புறாக்கள் கீழே விழுந்து வேட்டைப் பிராணிகளுக்கு இரையாகிவிடும். அல்லது பறக்கும்போதே அவை இராஜாளி போன்ற பறவைகளால் வேட்டையாடப்பட்டு விடும். ஒவ்வொரு பருவகால முடிவிலும் பெருவாரியான வலுவிழந்த புறாக்களை இயற்கையே கழிவுநீக்கம் செய்துவிடும். வலிமையுள்ளவைகள் தான் இந்த பூமியில் வாழ முடியும். இயற்கை அந்த வலிமையைக் கொடுக்கும்.

தேனீக்கள்

தேன் கூட்டைப் பார்த்திருப்பீர்கள். அதில் ராணித் தேனீ, ஆண் தேனீக்கள், வேலைக்காரத் தேனீக்கள் என்று வகைப்படுத்தப்பட்டு இருக்கும். வேலைக்காரத் தேனீக்கள் கூடு கட்டுதல், தேன் சேகரித்தல், இளம் ஈக்களை வளர்த்தல், காவல் காத்தல் என்று அனைத்து வேலைகளையும் செய்யும். ராணித்தேனீ முட்டையிடும் வேலை மட்டுமே செய்வதாலும் கூட்டின் தலைவியாக செயல்பட்டு வழி நடத்துவதாலும் ஒரு கூட்டுக்கு ஒன்று மட்டுமே இருக்கும். ஆண் தேனீக்கள் ஒரு வேலையும் செய்யாமல், இன விருத்திக்கு உதவி செய்து கொண்டிருக்கும். தேன் கிடைக்காத சமயங்களில் உணவுப் பற்றாக்குறையைச் சமாளிக்க இந்த வேலைக்காரத் தேனீக்கள் ஆண் தேனீக்களை வெளியேற்றி விடும். சில சமயங்களில் கொன்றும் விடுகின்றன.

தேன் நிறையக் கிடைக்கும் செழுமையான காலங்களில், தேன் கூட்டில் தேனீக்களின் எண்ணிக்கை அதிகமாகி விடும். தேவைக்கு மேல் வேலைக்காரத் தேனீக்கள் உருவாகிவிட்டால் அவை உடனடியாக தங்கள் எண்ணிக்கையைக் கட்டுப்படுத்த முயற்சி செய்கின்றன. இந்த முயற்சியில் அவை புழு பருவத்தில் இருக்கும் ஈக்களுக்குக் கொடுக்கும் உணவு முறையை மாற்றி அதன் மூலம் வேறு சில ராணித் தேனீக்களை உருவாக்கி விடுகின்றன. ஒரு கூட்டுக்கு ஒரு ராணித் தேனீதான் இருக்கவேண்டும். இப்போது அதிகமாக இருக்கும் ராணித் தேனீக்கள் கொஞ்சம் வேலைக்கார தேனீக்களையும் சில ஆண் தேனீக்களையும் அழைத்துக்கொண்டு தனியே சென்று வேறு கூடு கட்டிக்கொள்ளும். இப்படி கூட்டுச் சமுதாயமாக வாழும் பூச்சியினங்கள் தங்கள் எண்ணிக்கையைத் தாங்களே கட்டுபடுத்தி கழிவு நீக்கம் செய்து கொள்கின்றன.

எறும்பு

சுறுசுறுப்புக்குப் பெயர் போன உயிரினம் எறும்பு. எறும்புகளின் சமுதாய வாழ்க்கை முறையும் தேனீக்களின் சமுதாய வாழ்க்கை முறையும் கிட்டத்தட்ட ஒரே மாதிரிதான் இருக்கும். ஓர் எறும்புக்

கூட்டத்தை ஒட்டு மொத்த மனித உடலோடு ஒப்பிடலாம். மனித உடலில் லட்சக்கணக்கான செல்கள் தனித்தனியாக இயங்குகின்றன. அதேசமயம் ஒட்டு மொத்த உடலாகவும் இயங்குகிறது. இதற்கு அடிப்படையில் அனைத்து செல்களும் ஒன்றோடொன்று இணைப்பில் உள்ளது. அதாவது செல்கள் இணைந்து உடலாக உள்ளது.

எறும்புக் கூட்டத்தில் லட்சக்கணக்கான எறும்புகள் தனித்தனி உயிர்களாக உள்ளன. உணவு இருக்குமிடம் ஓர் எறும்புக்குத் தெரிந்தால் அனைத்து எறும்புகளுக்கும் தெரிந்து விடுகிறது. ஓர் எறும்புக்கு ஆபத்து வந்தால் அனைத்து எறும்புகளும் உதவிக்கு வந்து விடுகின்றன. இது எப்படி நடக்கிறது? எந்தத் தகவல் தொடர்பு உபகரணங்களும் இல்லாமல் இந்த எறும்புக் கூட்டம் எப்படி சிறப்பான ராணுவ அணிவகுப்பை நடத்துகின்றன? ஓர் எறும்புக் கூட்டத்தில் உள்ள அனைத்து எறும்புகளும் ஒரே உடலாக இயங்குவதால்தான் இது சாத்தியமாகிறது.

உலகத்தில் மனிதர்கள் மட்டும்தான் விவசாயம் செய்கிறார்கள் என்று நினைத்துவிட வேண்டாம். சில வகை எறும்புகளும் பூமிக்கடியில் விவசாயம் செய்கின்றன. இப்படியே பேசிக்கொண்டே போய் எறும்புப் புற்றில் கால் வைத்து விடாதீர்கள், அவ்வளவுதான் உங்கள் கால் நிறைய எறும்புகள் ஏறி கடித்துவிடும். இவ்வளவு சிறிய எறும்புகள் தன் புற்றுக்கு ஆபத்து வந்தால் பெரிய யானைக் கூட்டத்தையே விரட்டி விடுகின்றன. அந்தப் போராட்டத்தில் நிறைய எறும்புகள் இறந்தும் போகின்றன. தன் கூட்டத்தின் எண்ணிக்கையும் குறைந்து போய்விடுகிறது. தன் இனத்தைக் காக்கப் போராடி உயிரைக் கொடுக்கும் இந்த எறும்புகளின் தியாகத்தையும், வீரத்தையும், போராட்ட குணத்தையும் கழிவு நீக்கம் என்று சொல்ல வாய் வரவில்லை.

பன்றியின் ஆரோக்கிய இரகசியம்

இன்றைக்கு மக்கள் கூட்டம் கூட்டமாக மருத்துவமனைக்குச் சென்று வருகிறார்கள். மனிதர்களுக்கே இந்த நிலமை என்றால் வாயில்லாத ஜீவன்கள் என்ன செய்யும் என்று பார்க்க, கால்நடை மருத்துவமனைக்குச் சென்றேன். அங்கே செல்லமாக வளர்கின்ற

சின்ன வெள்ளை எலி, பூனையிலிருந்து நாய், ஆடு, மாடு யானை வரை மனிதர்கள் வளர்க்கும் அத்தனை ஜீவராசிகளையும் வரிசையில நிப்பாட்டி வைத்துள்ளார்கள்! அப்படி என்னதான் அவற்றிற்கு வியாதி என்று பார்த்தால், மனிதர்களுக்கு வரக்கூடிய அதே சளி, ஜுரம், வாந்தி, பேதி, கட்டி, தோல் நோய்கள், கருச்சிதைவு போன்றவைதான் அவற்றிற்கும் வந்துள்ளது. வியாதிக்குக் காரணம் என்னவென்று கேட்டால் நமக்கு வியாதி வரக் காரணமாகச் சொல்லப்படும் பாக்டீரியா, வைரஸ் போன்ற கிருமிகள்தான் அதற்கும் காரணமாம். நாம் அவற்றைச் சுத்தமாக சுகாதாரமாக வைத்துக்கொள்ளவில்லையாம்! சரி அவற்றின் மருந்து என்ன? அது மட்டும் என்ன வேறாகவா இருக்கப் போகிறது? மனிதர்களுக்குத் தரும் அதே ஆன்டிபயாடிக், பெயின் கில்லர், சத்து மாத்திரைகள்தான் அவற்றிற்கும். என்ன மருந்தின் அளவில்தான் வித்தியாசமிருக்கும்.

அது எப்படி மனிதர்கள் மிருகங்கள் எல்லாவற்றிற்கும் ஒரே மாதிரி கிருமி, நோய், மருந்து எல்லாம். புரியவில்லையே! ஒருவேளை எல்லா மிருகத்திற்கும் அடிப்படையில் செல் கட்டமைப்பு ஒரே மாதிரிதானே. கழிவுகள் தேக்கமும் வெளியேற்றமும் ஒரே மாதிரிதானே இருக்கும். அப்படியென்றால் சரிதான். மிருகங்கள்தான் இயற்கை விதிகளை மீறவில்லையே. அப்புறம் எப்படி நமக்கு வரும் நோய்கள் அவற்றிற்கு வரும். சரிசரி நம் கூடத்தானே வாழ்கின்றன. நம்மைப் போன்ற செயற்கை வாழ்க்கைமுறை காரணமாக இருக்கலாம். யோசித்துக்கொண்டே வெளியே வந்தால் ரோட்டோர சாக்கடையில் பன்றிகளும் குட்டிகளும் படுத்துப் புரண்டுகொண்டும் கழிவுகளைத் தின்றுகொண்டும் கொழு கொழுவென்றிருந்தன. அடடா இந்தப் பன்றிகளை மறந்து விட்டோமே என்று மீண்டும் கால்நடை மருத்துவமனை உள்ளே ஓடிப்போய்ப் பார்த்தேன். நோயாளி வரிசையில் ஒரு பன்றியைக்கூட காணவில்லை! மருத்துவரிடம் ஏன் சார் ஒரு பன்றிகூட சிகிச்சைக்கு வரவில்லையா என்று கேட்டால் பன்றிகளுக்கு நோயே வருவதில்லை. அதனால் யாரும் அதை இங்கே கொண்டு வருவதில்லை என்றார். எப்போதாவது பண்ணையில் வளர்க்கின்ற பன்றிகளுக்கு நோய் வந்தால் போய் பார்த்துவிட்டு வருவோம், அவ்வளவுதான் என்றார். அப்படி என்றால் இந்தப் பன்றிக்காய்ச்சல் என்கிறார்களே...

அட அதெல்லாம் பன்றி மூலமா மனுசங்களுக்குத்தான் வரும் பன்றிகளுக்கு வராது போங்க சார் என்றார். அப்படியென்றால் இந்தக் காகங்களும் பன்றிகளும் கழிவை உண்கின்றனவே கழிவுகளில் இருக்கும் கிருமிகளால் இன்பெக்சன் ஆகிவிடாதா என்று கேட்கிறீர்களா? பாவம் சார் கிருமிகள் அவற்றின் வேலையை அவை பார்த்துக்கொண்டுள்ளன. அவற்றை ஏன் வம்புக்கு இழுக்குறீங்க?

இன்பெக்சன் பயமில்லாமல் வாழுங்கள். மற்ற உயிரினங்களைப் போல் பசி எடுத்தால் மட்டுமே உண்ணுங்கள். நோய் வந்தால் பதறி அடித்துக்கொண்டு மருத்துவமனைக்கு ஓடாதீர்கள். ஓய்வு எடுங்கள், எல்லாம் சரியாகிவிடும். இதுதான் மற்ற உயிரினங்களிடமிருந்து நான் கற்றுக்கொண்ட பாடம்.

■■■